医療秘書教育全国協議会　編

新 医療秘書実務シリーズ 1

三訂 医療秘書

寺田智昭・大塚　映・森合恵子　共著

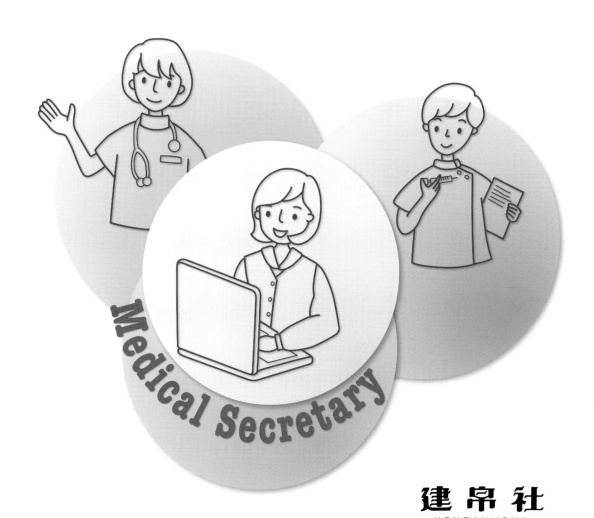

Medical Secretary

建帛社
KENPAKUSHA

新 医療秘書実務シリーズ刊行にあたって

　本シリーズは 1993 ～ 1994 年に初版を刊行し，2001 ～ 2003 年に改訂版を刊行した。その後の保健医療制度・行政を概観すると以下のようなトピックが挙げられる。

- 窓口負担 3 割引き上げ（03 年）
- 新医師臨床研修制度導入（04 年）
- 医療制度改革大綱（05 年）
- 診療報酬の大幅マイナス改定（06 年）
- 後期高齢者医療制度スタート（08 年）
- 医師事務作業補助者の配置（08 年）

　また，7：1 看護師体制による看護師不足，DPC（診断群分類）適用，医師の事務作業負担の軽減化を目途に 2008 年に導入された「医師事務作業補助者」制度をはじめ，高度先進医療技術の導入，高齢者医療への対応，患者へのサービス向上，医療事故対応，地域医療福祉連携など，現今の病院・医療施設の取り組むべき課題は増加の一途である。

　従来，医療事務といえば，単に窓口の処理業務程度にしか考えられない面があったが，近年は，病院 IT 化の進展に伴う電子カルテによるレセプト事務作業の近代化等により，医療秘書・医療事務職に求められる能力に期待が高まりつつある。病院によっては，「医師事務作業補助者」のグループをつくり病院経営に大きく貢献しているところもある。

　一部に「医療崩壊」が喧伝される状況のなか，医事担当者がもつ統計データ，諸制度・施設基準等に関する知識，病院運営と管理に関する経験とノウハウを活用することは，今や病院の経営戦略に必須である。

　医療秘書・医療事務職の体系的な教育に日本で最初に取り組んだ医療秘書教育全国協議会の会員校は現在 142 校，賛助会員は 41 企業・団体にのぼる。上記のような医療業界の変化に対応した新しい実践テキストの刊行が切に望まれていたところである。

　この度，医療秘書・医療事務職の業務と教育に深い理解をおもちの各専門分野の諸先生が，「新 医療秘書実務シリーズ」を編纂されたことは，まことに時宜を得たもので，医療秘書養成諸学校の教員各位ならびに学生にとってたいへん意義深いものであると考える。

　また，保険医療機関の現場で指導に当たる方々，現場での業務に日々携わっておられる実践家の皆様にもおおいに役立つテキストと信じている。

　執筆に当たられた諸先生方の労を多とし，併せて新シリーズ刊行にご尽力された協会事務局ならびに出版に携わられた建帛社に御礼申し上げるしだいである。

2012 年 1 月

医療秘書教育全国協議会検定試験委員長
学校法人 大阪滋慶学園　常務理事
橋 本 勝 信

三訂版刊行にあたって

　厚生労働省は，医師だけでなくさまざまな分野に秀でた医療従事者同士で業務を補い合う，チーム医療を推進している。医療秘書は，これまで多職種との連携を図り，医療の質の向上，円滑な医療提供の一翼を担うなど，チーム医療に貢献し，今や絶対的な信頼を得ている職種である。これもひとえに，全国で活躍する先輩たちの努力の賜物であり，大変喜ばしいことである。

　本書を含む，医療秘書教育全国協議会編「医療秘書実務シリーズ」は，1993年に初版が刊行され，2012年には，「新 医療秘書実務シリーズ」へと刷新された。今回は，新シリーズへ刷新後，二度目の改訂である。協議会会員校の実務科目を担当する先生方の執筆により，最新の医療界の動向・知見をとり入れるとともに，医療秘書に必須な知識・業務についての記述を充実させた。さらに，各種医療文書の書式やその演習課題を示すなど，より実務的・実践的な内容となっている。

　併せて，同協議会が実施している医療秘書技能検定試験の審査基準に準拠して編集されている。

　この教科書を通して，医療に関連する知識のみならず，医療秘書としての役割，心構え，良質なサービスを提供する嬉しさ，果たすべき使命などについて学び，医療に貢献する意識の向上と専門性の習得に研鑽されることを切に願う。

2021年9月

執筆者を代表して　寺 田 智 昭

初版まえがき

　1972年に日本で初めて医療秘書教育が開始されて以来40年。今や医療秘書は医療行為全般に関連する事務的業務を遂行する専門職であり，また，管理者および専門職の業務をサポートし，院内における各部門間や患者との潤滑油的役目を果たす職種に成長した。

　2008年には，新しい医療専門職として「医師事務作業補助者」が誕生し，すでに全国の多くの病院に配置されて，医療の一翼を担う業務に携わっている。医療の進歩と病院医療の高度化のなかで，今，最も期待されているのが医療秘書である。現代医療は，医療秘書の存在なしには成り立たないほど重要な位置にある。

　承知のとおり，私たちが仕事をする医療の世界はサービス業である。高度医療，先端医療など，医療をめぐるハード面は大きく変貌してきたが，医療におけるサービスとは，いったいどのようなものであるだろうかということをつねに考えて仕事を進めていかなければならない。不安や苦しみのただ中にある病気の人を受け入れ，その人が「自分が温かく迎え入れられ，親切に待遇されていることを心で感じる喜び」を提供することが医療におけるサービスの基本である。

　1988年に医療秘書教育のいっそうの向上を目的に医療秘書教育全国協議会が設立され，1993年には同協議会編「医療秘書実務シリーズ」初版が刊行された。2001〜2003年に内容を見直した改訂がなされたが，近年，医療を取り巻く環境が急速に変化してきたことに伴い，より現場に即応した内容に刷新する目的で，今回，シリーズ全体の大幅なリニューアルが企図された。第1巻である本書も，近年の動向・知見をとり入れて内容を改めたしだいである。

　医療の世界は，私たちにとってかぎりない魅力に満ちた世界である。とてもやりがいのある職種であることを認識し，本書を活用して最新の知識と技能，そして医療人としての心，サービスマインドをしっかりと身につけ，医療の最前線で活躍していただけることを執筆者一同，切に願う。

　2012年1月

執筆者を代表して　寺田智昭

目　　　次

Chapter 2 医療秘書の現状と将来 31

Chapter 3 　　医療秘書の役割と業務　　37

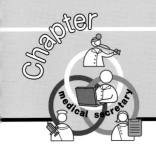

Chapter 1 わが国の医療と医療秘書

1 日本の医療

1 医療とは

　辞書を引くと，医療とは「医術で病を治すこと」（広辞苑）とある。医術は長い間，病気を治すことにもっぱら力を注いできた。治療技術の発展が医療の発達を支えてきたといえる。しかし近年，脳死，臓器移植，出生前診断，遺伝子診断など，医療技術の進歩によって，医療は生と死の領域まで入り込もうとするようになってきている。このため，今日では医術の発達に影響を及ぼすだけでなく，健康観や死生観，さらには社会のあり方にまで影響を与えるようになってきた。

　「医療法」第1条の2に，医療提供の理念として，「医療は，生命の尊重と個人の尊厳の保持を旨とし，医師，歯科医師，薬剤師，看護師その他の医療の担い手と医療を受ける者との信頼関係に基づき，及び医療を受ける者の心身の状況に応じて行われるとともに，その内容は，単に治療のみならず，疾病の予防のための措置及びリハビリテーションを含む良質かつ適切なものでなければならない」，また，「医療は，国民自らの健康の保持増進のための努力を基礎として，医療を受ける者の意向を十分に尊重し，病院，診療所，介護老人保健施設，介護医療院，調剤を実施する薬局その他の医療を提供する施設，医療を受ける者の居宅等において，（中略）提供されなければならない」とある。すなわち医療は，人間の生命と個人の人間性を礎に，医療を受ける者と医療を提供する者とによって成り立っている。医療の内容は，傷病の治療のみならず，疾病の予防，健康の増進，社会復帰までを一体として考える「包括医療」の考え方が主流となり，加えて，高齢社会の急激な進展に伴い，今日では保健・医療・福祉の統合が強調されている。病院も，社会構造や医療の変化とともに，果たすべき役割を変化させてきている。

　医療は，医学を基礎としているが，いろいろな学問，科学，そして政治，経済，文化という広い範囲の分野を含んでいるものであり，自然科学としての医学とは異なり，人間の病気にかかわる日常的な社会行為である。

　医療秘書をめざして学習し，卒業する人の大部分は，病院・診療所などの医療提供施設が職場となることを考えると，医学の基礎知識，医療・秘書関連の知識と技能を修得し，社会，政治，経済の基礎的知識を学ぶことが必要である。これらを総合した「医療」を理解することは，医療秘書の働く場所を理解することでもある。

2 日本における医療発展の沿革

（1）日本の医療の原点

　　古代，病は神の祟りと信じられていた。これを鎮めると同時に，心の安らぎのために神に祈ることが大切な手段で，医療の基本であったと考えられる。

　　中国で発達した仏教が538年に日本に伝来し，それによって日本の文化・宗教は大きく変化した。仏教に帰依した聖徳太子が，難波の地（現 大阪市天王寺区）に四天王寺を建立し（593年），悲田院・施薬院・敬田院・療病院をおいて，貧困者や老病者を救済したことが日本の医療の原点とされている。

　　このように古くは，仏教の教えに基づき，多くの僧が貧民や病人の救済・施療などを行い，社会事業に貢献した。またこの時代，遣隋使・遣唐使や中国への留学僧などによって漢方医学が伝えられ，普及・発展した。

（2）江戸時代における医学・医療の発展の流れ

　　江戸時代末期までの医療の主流は，中国から伝わった漢方医学に基づくものであったが，鎖国が解かれると，西洋医学（蘭方医学）が徐々に普及していった。

　　江戸時代には仏教が衰退していく一方で，儒学の思想が民衆に広まり，医術と医道精神が樹立された。漢方と蘭方が，医は仁を行うもの（仁術）として実践され，日本で独自に発展して人々を救ってきた。わが国では，仏教の教え（慈悲の精神）と儒学思想に基づいて，医療が発展してきたといえる。

　　今日，日本の医学・医療は世界最先端といわれるが，その始まりは江戸時代にある。

（3）明治期における衛生行政の発展

　　明治維新で社会体制が変わり，1870（明治3）年に新政府は西洋医学（ドイツ医学）を日本の基礎医学として正式に採用することを決定した。これにより，その後の医学教育はドイツ医学が主流をなしていく。

　　1874（明治7）年には，文部省より，医学教育，医師開業免許制度，医薬分業制度などを定めた「医制」が公布され，日本の近代的衛生行政の基本が築かれた。この医制は，ドイツ医学の普及と自由開業医制の方針を明確にしたものであり，それまで主流をなしていた漢方医学は著しく衰退する。これ以降，西洋医学が主流となるが，東洋医学は細々と伝統が守られ，今日まで命脈が受け継がれてきている。

　　医制では，「医師になろうとする者は開業の免許を受けなければならない」，「院長は公立または私立病院にかかわらず，医術開業免状を有する者でなければならない」とした。日本の病院・診療所の管理者（病院長，診療所長）が医師でなければならないとするのは，これを由縁とする。

（4）医療の近代化と現状

　1945（昭和20）年の第二次世界大戦終了とともに，日本の医学の主流はドイツ医学からアメリカ医学に変わり，現在に至っている。

　日本の医療の近代化は，1948（昭和23）年に新しく制定された「医療法」から始まった。衛生事情の悪化による感染症の蔓延により，医療機関の量的整備が急務とされるなかで，国民の適正な医療水準の確保を図るために制定された医療法は，病院の近代化を促進する基盤となり，医療提供施設の定義，適切な配置，開設，人的基準，構造設備，管理体制などの規制，公的医療機関の制度や広告の制限などについて定めている。これらによって，社会に対する医療機関の使命と責務が重要視されるようになった。

　このように医療法は，医療施設の整備や医療制度の発展に大きく寄与してきたが，人口構造の高齢化，疾病構造の変化，医学・医術の進歩に対応するため，これまで累次にわたる改正が行われてきた。

- 第一次医療法改正（1985・昭和60年）
- 第二次医療法改正（1992・平成4年）
- 第三次医療法改正（1997・平成9年）
- 第四次医療法改正（2000・平成12年）
- 第五次医療法改正（2006・平成18年）
- 第六次医療法改正（2014・平成26年）
- 第七次医療法改正（2015・平成27年）
- 第八次医療法改正（2017・平成29年）
- 第九次医療法改正（2018・平成30年）

　第一次医療法改正から数年ごとに大きな法改正が行われてきたのは，わが国の保健医療を取り巻く環境が著しく変化してきていることへの対応であるといえる。

　医療の近代化でもうひとつ重要なものは，1961（昭和36）年から実施された「国民皆保険」である。戦後の新憲法下における社会保障体制のなかでの医療問題は，教育問題とともにいち早く取り上げられ，国民皆保険の必要性が論じられた。これは，1957（昭32）年から4年がかりで進められ，1961（昭和36）年に待望の国民皆保険制度が実現した。これにより，わが国のすべての国民が何らかの公的な医療保険加入の対象となり，その適用を受けることができるようになった。

　この国民皆保険制度は，戦後に策定された各種の医療保険制度を関連づけ，欠落要素を補い，その統合化を図るとともに，公的扶助制度の発展を促した。その結果，爆発的な医療需要が起こり，病院志向を強めることとなった。昭和30年代には近代建築の病院新設や改築が全国的なブームとなり，近代的設備が拡充された。このような情勢に合わせ，医学・医療の発展に伴って多種の医療従事者法が制定され，身分が確立された。

（5）看護教育の始まり

　明治政府によって新しい西洋医学が導入されるまでは，日本には病院という施設は存在しなかったので，看護という機能を担う専門家としての職業看護師は存在しなかった。

　西洋医学による医師の養成に遅れて，明治中頃に看護教育が導入された。日本における系統的な看護教育の開始は，1885（明治18）年の有志共立東京病院看護婦教育所の

開所とされる。その後，1886（明治19）年に京都看病婦学校同志社病院，1890（明治23）年に日本赤十字社看護婦養成所と徐々に増えていった。形が整った看護教育が行われるようになったのは，明治末期から大正初期頃である。

　当初の入学資格は，当時の小学校卒業程度の学力試験に合格することで，18〜40歳くらいの人が学んでいた。教育内容は，昼間は病室勤務（医師の診療の介助，病状の観察），週2日の授業が行われ，内科学，解剖学，生理学，化学，教訓，音楽，皮下注射，包帯，副木などの科目があったとされる。

　このように，日本の看護の始まりは，医師の診療の介助が中心であり，看護は独立したものとして発達しなかったという経緯がある。

　1915（大正4）年に制定された「看護婦規則」によって，「看護婦」という名称が定着してきた。その後，1948（昭和23）年に「保健婦助産婦看護婦法」が制定されて，従来別々に行われていた保健婦・助産婦・看護婦教育が一本化され，保健婦・助産婦になるためには看護婦教育の履修が義務づけられた。なお以前は，女性は「看護婦」，男性は「看護士」と呼ばれていたが，2002（平成14）年3月に「保健師助産師看護師法」に改正され，男女の呼称区別はなくなった。以下，「看護師」と称する。

（6）看護の独立

　日本の医療は，医師を中心として発達してきた経緯があり，看護師は医師の診療の介助が主な仕事であった。そのため，患者は身のまわりの世話をしてくれる家族を伴って入院する状態であったが，戦後このあり方が指摘され，看護の本質が見直されることとなり，アメリカ指導による新しい看護制度と看護教育制度が発足した。そして，保健婦助産婦看護婦法の制定により，看護師の地位が確立され，その重要性が広く認識されるようになった。その後，病院の主たる機能は診療機能と収容機能となり，収容機能の中心は看護であるとの反省に立ち，看護部として独立をみるようになった。

　以前は，病院や診療所が看護師の主な職場とされてきたが，昨今では高齢者を対象とした施設や訪問介護ステーションなど，さまざまな場所での活躍が期待され，高度の専門職として，少子高齢社会をリードする重要な職業のひとつとして位置づけられている。

（7）日本の医学・医療の発展に貢献した主な人物

　日本の医療の原点をつくった聖徳太子から，世界で活躍した野口英世までを，表1−1に2ページにわたってまとめた。

3　日本の病院の成り立ち

　「病院」という言葉は広く一般的に使われているが，医療法で定める病院の定義では，「20人以上の患者を入院させるための施設を有し，科学的かつ組織的な医療を提供する

表 1 − 1　日本の医学・医療の発展に貢献した人びと

人物 （生年〜没年）	主な活動・業績
聖徳太子 （574 〜 622）	飛鳥時代の皇族，政治家。深く仏教に帰依し，各地に造寺・造仏を行った。現大阪市天王寺区に四天王寺を建立。寺内に貧困者のための悲田院，薬をつくって施す施薬院，病人を収容する療病院，金堂である敬田院の四箇院をもって理想とする社会救済事業を行った。日本の医療の原点ともいえる。
鑑真^{がんじん} （688 〜 763）	中国唐時代の高僧。弟子の日本僧の招きで日本への渡来を決意し，失敗を重ね盲目になりながらも 6 度目（754 年）に達成。唐招提寺を開き，日本の仏教に多大な影響を与えた。医学や医薬品にも詳しく，唐の最新の医療をわが国に広め，文化にも大きく貢献した。
光明皇后^{こうみょう} （700 〜 760）	奈良時代，聖武天皇の皇后。仏教の信仰が厚く，施薬院・悲田院を設けて孤児や病人を救った。
丹羽康頼^{たんばのやすより} （911 〜 995）	平安時代の宮廷医。中国の医書を基として，科別に治療，処方，薬物，養生，食物などについて全 30 巻の「医心方」を著した。「医心方」は，現存する日本最古の医学書である。
叡尊^{えいそん} （1201 〜 1290）	鎌倉時代の真言律宗の僧侶。大和西大寺を中心に戒律を教え，社会の下層民の救済を行い，救療事業にあたった。特に癩（らい，現代のハンセン病）患者の救護・収容を行った。
忍性^{にんしょう} （1217 〜 1303）	鎌倉時代の僧医，叡尊の弟子。鎌倉に極楽寺を開山。療病院・施薬院をつくり，病人のために医療・看護を行った。
アルメイダ （Luís de Almeida， 1525 〜 1583）	ポルトガルの商人，キリスト教宣教師，外科医。戦国時代末期に商人として来日したが，キリスト教の神父として活動を始める。1557 年，現在の大分市に外科，内科，ハンセン病科を備えた「慈恵（府内）病院」を設け，西洋医術による手術・治療を，自らの手で行っていた。これが日本初の病院であり，西洋医学が初めて導入された場所である。また，医学教育を行い，医師の養成に努めた。病院は，キリシタン禁制により 1589 年に廃院となった。
貝原益軒^{かいばらえきけん} （1630 〜 1714）	江戸時代の博物学者。1713 年に，養生（健康，健康法）を述べ，看護の方向を示した「養生訓」を著した。
小川笙船^{おがわしょうせん} （1672 〜 1760）	江戸の町医者。徳川吉宗の時代に施薬院の設立を幕府に申し立てて，1722 年に小石川薬園のなかに初の官立の「小石川養生所」がつくられ，子とともに世話役を務めた。本道（内科），外道（外科），眼科の 3 科があり，入所設備を有していた。入所者は，治療費，食費，その他雑費も一切無料だった。
山脇東洋^{やまわきとうよう} （1705 〜 1762）	江戸時代中期の実験医学者。後藤艮山^{ごとうこんざん}に古医方を学び，1754 年にわが国で初めて人体解剖（死刑囚の遺体）を行い，解剖書「蔵志」を著した。漢方医方による五臓六腑説など，多くの身体機能の誤りを指摘し，当時の医学界に大きな衝撃と影響を与え，日本の医学の近代化に大きく貢献した。

医療施設をいう」（条文の要約）とされている。20 床が必要条件であり，後段の〝科学的かつ組織的〟運営が達成されて初めて病院といえる。

　また，「患者を入院させるための施設を有しないもの又は 19 人以下の患者を入院させるための施設を有するもの」を「診療所」と定義している。19 床以下の病床を有する診療所を「有床診療所」といい，ベッドをもたない診療所は「無床診療所」という。

表1−1 日本の医学・医療の発展に貢献した人びと（つづき）

人物 （生年〜没年）	主な活動・業績
杉田玄白 （すぎた げんぱく） （1733 〜 1817）	若狭小浜藩の江戸詰め医。ドイツ人クルムスが著した「解剖図譜」のオランダ語訳「ターヘル・アナトミア」を手に入れ，前野良沢，中川淳庵らとともに，その正確性を確かめるために死刑囚の解剖見学に立ち会った。実際に見た臓器が，それまでの中国からもたらされた医書とは大きく異なり，そこに描かれていた図と寸分の違いがなかったことに驚嘆した。のちに桂川甫周が加わって「ターヘル・アナトミア」を日本語訳し，1774 年に「解体新書」を刊行。これは，日本最初の西洋医学の翻訳書であり，蘭学が急速に広まるきっかけとなって，人々を救うために人体の構造の解明が漢方医らも含めて始まった。
華岡青洲 （はなおかせいしゅう） （1760 〜 1835）	江戸時代の外科医。オランダ流外科学を修め，民間の療法や薬物を研究し，マンダラゲ（朝鮮朝顔）とトリカブトから全身麻酔薬を考案し，1805 年に乳がんの手術を行った。わが国の外科医の草わけで，世界における全身麻酔手術の先駆者でもある。
シーボルト （Philipp Franz Balthasar von Siebold, 1796 〜 1866）	幕末のドイツ人医師。1823 年，長崎出島のオランダ商館医師として来日。1829 年に国外追放されるまで，長崎郊外の鳴滝に塾を開いて蘭学や西洋医学を教え，高野長英など多くの弟子を育てた。
ポンペ （Johannes Lijdius Catharinus Pompe van Meerdervoort, 1829 〜 1908）	オランダの軍医。江戸幕府が招いた最初の外国人医学教官。長崎に設立された海軍伝習所で，日本で初の系統的な西洋医学の講義を行い，日本の医学の発展に大きく寄与した。また，幕府に病院の必要性を訴え，「長崎養生所」がつくられた。
北里柴三郎 （きたざとしばさぶろう） （1853 〜 1931）	近代の医学者，細菌学者。東京大学医学部卒業後，内務省衛生局に奉職。その後，ベルリン大学のコッホ研究室に入り，研究を開始。世界で初めて血清療法を発見し，ジフテリア毒素と破傷風毒素に対する抗血清を開発した。1901（明治 34）年の第 1 回ノーベル賞候補となる。
野口英世 （のぐちひでよ） （1876 〜 1928）	福島県生まれの近代の細菌学者。済生学舎（現在の日本医科大学）修了後，ペンシルベニア大学医学部を経て，ロックフェラー医学研究所研究員となる。黄熱病や梅毒等の研究で知られる。アフリカのガーナにて黄熱病の研究中に自身も罹患し，1928（昭和 3）年に当地で死去。

（1）病院発展の経緯

　　室町時代以降，キリスト教宣教師が来日し，日本各地に教会を建てて病人や貧困者を収容する施設が併設された。1557 年にはキリスト教宣教師のアルメイダにより日本で最初の西洋医術の病院が設立されたが，幕府の弾圧で病院やキリスト教関連施設のほとんどが破壊された。

　　江戸時代末期までの医療の主流は漢方医学に基づくものであり，漢方医が自宅で療養している病人を往診する形が一般的だった。病人が漢方医のところに出向いたり，施設に収容されて治療を受けたりする形は一般的ではなく，今日的な「病院」という概念は存在しなかった。

しかし鎖国が解かれて以来，西洋医学が徐々に普及し，幕末には西洋医学校ができて，医師の養成が行われるようになった。1861年に建てられた長崎養生所が西洋医学による病院の始まりとされ，現代日本の病院の原型といわれている。

　明治に入って，新政府が西洋医学の全面的採用を決定した以降に「病院」という概念が広まり，西洋医学伝達の場としての官公立主導による病院設置を進めた。本格的に西洋医学の教育が始まると同時に，病院が次々と誕生し，1877（明治10）年にはすべての府県に病院が設けられ，全国で国公立124病院，私立35病院が存在した。しかし，明治政府に財政的余裕はなく，官公立の病院開設は困難を極めたため，当初の官公立主導による病院政策を変更し，医師の自由開業制に基づく私立病院の発展の条件を与えた。

　医師が自宅を診療の場として開設した診療所がのちに大きくなり，有床診療所から病院へと拡大・発展していった。

（2）病院医療の特徴

　明治期には，次のような，医師を中心とした医療が行われていた。

- 患者の治療よりも，医師の養成に主眼がおかれていた。
- 医師本位の医療が行われていた。
- 患者の収容や世話（看護）は重視されていなかった。

　明治期に西洋医学による診療所ができてきたことにより，患者が医師の家に通ってくるようになった。これは戦後まで続き，病院といっても大型の診療所にすぎなかった。

　戦後は，その規模がさらに拡大・発展し，現在の病院ではすべてといってよいほど大きな外来診療部門を有しており，次のような特徴をもっている。

- 診療所と病院の役割分担が，欧米に比べ明確ではない。
- 病院が公共的な施設として位置づけられてこなかった。

　一方，公立病院などは，病院の設立が遅れた地方や，採算が合いにくく民間病院が積極的に行わない診療（がん，小児，循環器，精神など）を中心に設立されてきた。

4 ヨーロッパの病院

（1）病院の位置づけ

　ヨーロッパにおいては，診療所と病院は別個のものとしてつくられてきた。中世封建時代には，病院は領主や富裕層により設立され，宗教の慈善活動の一環として運営されていた歴史をもつ。このように，ヨーロッパ諸国における病院は公的な性格が強く，規模も比較的大きなものだった。今日でもヨーロッパの一般的な地方都市の中核に，教会や学校と並んで病院がある。

（2）病院医療の形態

　ヨーロッパでは，3世紀から15世紀の宗教改革までの約1200年間，キリスト教による支配が続いた。キリスト教の精神により，390年にはローマやファビオラでキリスト教病院がつくられ，困っている人たちを救済したと伝えられている。

　13世紀には，修道院が運営する2,000ほどのキリスト教病院（宗教・慈善施設）があったといわれている。教会のなかに病人を収容し，シスターがその世話を行って，必要に応じて外部から医師が往診に出向くという形式であった。この頃のキリスト教病院が病院看護の基礎となっている。

　1850年代になって，イギリスにフローレンス・ナイチンゲールが出現した。看護のあり方や考え方を説くとともに，ロンドンに看護婦養成所を設立して養成教育を始め，近代看護を樹立した。

　このように，ヨーロッパにおいては看護を中心に医療が発展してきた。

　一方，専門医と一般医を身分的に分離し，一般医を一次医療に特化させることで，医療内容の違いに対応してきた。

　欧米の病院と日本の病院との根本的な違いは，病院の位置づけが，日本では「医療を行う場」であるのに対して，欧米では「収容する場」ということである。欧米では，患者にとって直接の主治医は，その病院と契約している一般医であり，その医師の責任において「個人管理」される。このため，院長が医師とは限らない。

5 医療事務の発展

　病院が古い形態にあったときは，入院や外来に関する事務は，医師本人か看護師の仕事として行われていたこともあった。その後，看護が独立し，その業務内容が確立されたことに加え，保険制度や医療保障制度の発達に伴って医療に関連する事務が複雑になってきたために，患者に対する事務を中央化し，専門的に扱うことが要求されるようになった。

　外来や入院の手続き，法令上の手続き，あるいは医療費の算定業務など患者に関する業務を中央化することは，事務処理を容易にするだけでなく，患者にとってもたいへん便利である。このような患者に関する業務を医療事務といい，それを担当する部署を「医事課」と称するようになった。現在では，「患者サービス課」「医事情報課」「医療サービス課」などと呼ぶ病院もある。

　この医療事務の内容は，大きく入院事務と外来事務に分けることができる。このほかに救急，往診，解剖などの診療関係の事務，および社会保険，公費負担，届出，報告，患者統計などの手続き上の事務がある。そして医療費の算定は，患者の受付業務とともに主要な部分を占めている。

6 病院の組織

（1）医療従事者とその業務

　病院の組織を学ぶに先立って，病院・診療所等の医療機関で働く従事者とその職能について，部門別に（p.12参照）概観しておこう。

　医療機関では，国家資格を有する専門職（表1-2）と，国家資格は有しないが管理・運営上で重要な役割を担う事務部門職員が連携し，医療の提供ならびに組織の円滑な運営・管理にあたっている。

1）診療部門：医師，歯科医師

　「医師法」および「歯科医師法」第17条では，「医師（歯科医師）でなければ医業（歯科医業）をなしてはならない」と規定しており，オールマイティである。医師は人間の生命を守るために全力を尽くす義務があり，医療行為の最終責任はつねに医師が負うことになる。

2）看護部門：保健師，助産師，看護師，准看護師

　看護部門は，病院のなかでもっとも多くの職員を配置し，24時間体制で患者等に対して「療養上の世話」や「診療の補助」にあたっている。

　現代の病院における看護業務は，その特性に応じて，小児看護，成人看護，老人看護，母性看護などがあり，さらに専門分化して，下記のような診療領域まで業務内容が拡大し，幅広い活動が要求されるようになった。①集中治療室（ICU，NICU，CCUなど），②救急室，③手術室，④血液透析室，⑤心血管造影室，⑥内視鏡室，⑦リハビリテーション室，⑧人間ドック室，⑨保健指導室，⑩緩和ケア病棟（ホスピス）などがある。

3）副診療部門

①薬　剤　師

　薬に関する最高技術者である。医薬品の品質・在庫管理，治験薬の取り扱い，調剤業務，製剤業務，服薬指導，薬歴管理を中心とし，医薬品の用法の変更や副作用に関する情報を管理する医薬品情報業務（DI業務）も行ったりする。また，医師が行う薬物療法に助言を与えたり，入院患者の服薬指導や薬物療法の効果確認などを行う臨床薬剤師が注目されている。

②診療放射線技師

　X線撮影，X線CT撮影，MRI検査，各種造影検査などによる画像情報の提供，悪性腫瘍に対する放射線照射，放射性同位元素（RI）を用いての診断や治療にかかわる。

③臨床検査技師

　患者から採取した検体の化学的・形態学的および微生物学的検査や心電図・脳波・超音波などの生理学的検査を行う。また，検査を行うための採血や検体採取も業務とする。

表1−2　医療関係者数と率（人口10万対）

名　称	免許付与者	人　数	率
医師	厚生労働大臣	327,210[1]	258.8
歯科医師	厚生労働大臣	104,908[1]	83.0
保健師	厚生労働大臣	52,955[2]	41.9
助産師	厚生労働大臣	36,911[2]	29.2
看護師	厚生労働大臣	1,218,606[2]	963.8
准看護師	都道府県知事	304,479[2]	240.8
薬剤師	厚生労働大臣	311,289[1]	246.2
診療放射線技師	厚生労働大臣	88,728[3]	—
臨床検査技師	厚生労働大臣	202,255[3]	—
理学療法士	厚生労働大臣	172,252[3]	—
作業療法士	厚生労働大臣	94.420[3]	—
視能訓練士	厚生労働大臣	16,166[3]	—
言語聴覚士	厚生労働大臣	32,833[3]	—
臨床工学技士	厚生労働大臣	45,631[3]	—
管理栄養士	厚生労働大臣	244,487[3]	—
栄養士	都道府県知事	1,097,359	—
救急救命士	厚生労働大臣	63,310[3]	—
義肢装具士	厚生労働大臣	5,516[3]	—
歯科衛生士	厚生労働大臣	132,629[2]	104.9
歯科技工士	厚生労働大臣	34,468[2]	27.3
柔道整復師	厚生労働大臣	82,048[3]	57.7
あん摩マッサージ指圧師, はり師, きゅう師	厚生労働大臣	順に　118,916, 121,757, 73,017[2]	順に　94.0, 96.3, 94.7

注：1）届出数, 2）就業者数（平成30年末現在）, 3）免許取得者数（令和元年末現在）
資料：厚生労働省「医師・歯科医師・薬剤師調査」「衛生行政報告例」

④理学療法士，作業療法士，視能訓練士，言語聴覚士

　　理学療法士（PT），作業療法士（OT），視能訓練士（ORT），言語聴覚士（ST）などは，リハビリテーション部に所属する。障がい者（患者）の機能回復訓練のみではなく，身体的，心理的，精神的，社会的，職業的に正常な生活が営めるように，その可能性を最大限に発揮することを目的として治療訓練をする。

⑤臨床工学技士（CE，ME）

　　人工呼吸器，人工心肺などの生命維持管理装置の操作，保守・点検にあたる。

⑥栄養士，管理栄養士

栄養士は，主に厨房業務，献立作成や食材発注などの業務を担う。管理栄養士は，一人ひとりの病状に合わせた高度の栄養指導や栄養管理などを業とし，医師・看護師・薬剤師・PT・OTなどの専門職と連携し，外科手術後の患者や低栄養の患者などに対し，最適な栄養管理を提供する「NST（栄養サポートチーム）」の中心的役割としても期待されている。

4）事 務 部 門

事務職は多職種間のコミュニケーションをとり，情報収集・分析による具体的な目標設定や，企画立案，仕組みづくりを通じて，チーム医療を円滑に進める，コーディネーターの役割を担う。

病院事務部門には，さまざまなセクションがあるが，その役割から大きく2種類の事務に分類することができる。

- 医療支援系事務：患者の来院から受診を経て一連の医療提供プロセスに対して支援を行う（医療材料の物品管理を含む）。医事課，地域連携・相談室，医師事務作業補助室，診療情報管理室，資材課などが該当する。
- 運営管理系事務：病院運営のために必要な各種事務処理や経営企画や事業計画の立案等を行う。人事課，総務課，財務経理課，施設課，経営企画室などが該当する。

（2）病院組織の構成と管理

戦後，占領軍の命令・指導もあり，当時の厚生省による病院管理の近代化促進の政策に伴い，医療が組織的に行われるようになった。現代の病院は，図1-1に示すような組織で運営されている。病院を構成する部門は，大きく4つに分けられ，多くの専門職が存在している。各部門の長はそれぞれの部門を統率し，病院長を補佐している。

（3）病院組織の基本構造

1）組織の形成

組織とは，「複数の者が，同じ事業目的を達成するために，協働する集団」のことをいう。組織の目的は，多数の人間を統括し，全体の効率を高めて，より高度な目的を達成することであるが，高度に発達した現代医療を医師だけで担うことは不可能であるため，医療業務は分担して行われる。

組織を仕事の種類・性格・範囲に応じて縦断的に分割（分業）したのが「部門化」であり，病院組織は，「診療部門」「看護部門」「副診療部門」「事務部門」の各部門に分けられる。

病院長は，この4つの部門を統括し，ラインを通じて指揮・命令を行いながら，それぞれの部門の組織活動を調整している。しかしながら，一人の長が数十人・数百人の部下を指揮・監督することは不可能（統制の限界）なので，仕事の分担や権限の委譲が行

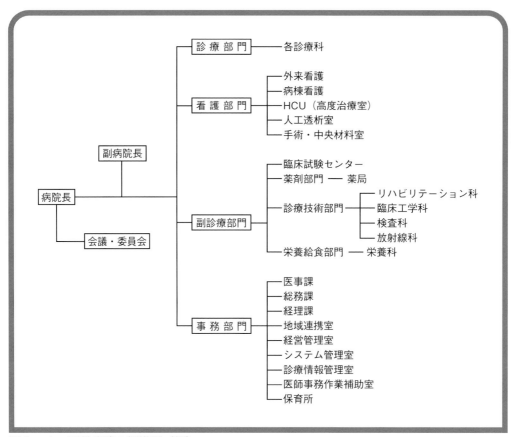

図1-1　現代病院の組織図（例）

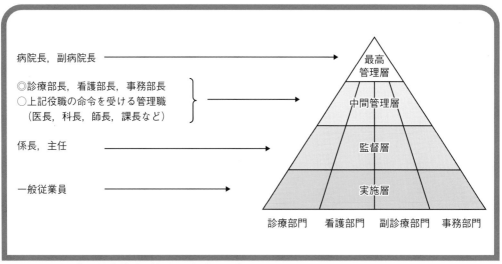

図1-2　組織の基本構造（部門化と階層化）

われ，必然的に階層が形成される。組織を横断的に分割したものを「階層化」という。

このように，組織は部門化と階層化により成り立つ（図1-2）。

2）ライン部門とスタッフ部門

①ライン部門

「ライン」とは，事業目的（医療という公共的なサービスの提供）に直結する業務に携わる人たちのことをいい，その人たちが所属する部門を「ライン部門」という。

- 診療部門：医師
- 看護部門：保健師，助産師，看護師，准看護師，看護補助員
- 副診療部門：薬剤師，診療放射線技師，臨床検査技師，理学療法士，作業療法士，視能訓練士，言語聴覚士，臨床工学技士，管理栄養士，栄養士など

現代医療は高度に発展し専門・細分化されたことに伴い，医師は診断・治療に専念し，それ以外の多くの業務はコ・メディカルに任されるようになった。一人の患者の健康回復，社会復帰にあたって医療が行われるとき，それぞれの部門の職員が最大の機能を発揮して初めて患者に満足感を与え，100％の医療が完成される。すなわち，病院医療は専門的業務の組織的複合体であるといえる。

②スタッフ部門

「スタッフ」とは，ラインおよびライン部門の活動に対して助言・勧告や助力を提供することにより，その業務を援助する人たちのことをいい，その人たちが所属する部門を「スタッフ部門」という。「事務部門」が該当する。

3）組織の種類と特徴

①ライン組織（図1-3）

もっとも単純で原始的な組織の形であり，まだスタッフが成立していない組織形態。戦前から戦後にかけての小規模病院などにみられた。

②ライン・スタッフ組織（図1-3）

事業の規模がある程度大きくなるとライン組織では運営が困難になり，ラインの業務をサポートするスタッフが必要になる。このように，ライン部門とスタッフ部門の2つを備えた組織である。病院の管理的な職場運営の活動は，この組織形態で進められる。

③ファンクショナル（職能）組織（図1-3）

管理職能を専門分化し，それぞれの職能部門が各職場で，そこに働く人たちに対して指揮・命令を行う形態である。専門的な立場から各部署に指示を出す医療実践の形態である。

④プロジェクトチーム

新規特定の課題処理のため，臨時に編成される組織である。各専門の部署から集まり，活動中はプロジェクトリーダーの指揮を受けて業務を遂行し，課題を成し終えると解散して元の部署に戻る。病院内では，手術や大がかりな検査，各種委員会活動の際に編成される。

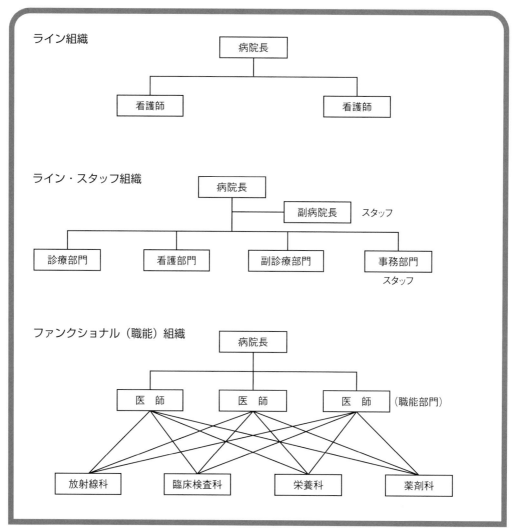

図1-3　組織の種類

4）現代の病院の組織

　　現代病院の運営組織体は，ライン・スタッフ組織とファンクショナル組織の複合体であり，しかもある特定の目的達成のためにプロジェクトチームの編成・解散が行われる。一般企業では考えられない非常に複雑な組織活動である。

　　また，病院は数多くの専門職の集合体であるため，ほかの職種の立場や仕事の内容・性質を理解しにくく，各部署が閉鎖的になり，「セクショナリズム（縄ばり意識，派閥主義）」が発生しやすい。このため，しばしば連絡会議を開いたり，院内レクリエーションを開催したり，定期的に職員向けの広報誌を発行したりするなど，職場間の意思の疎通を図っている。

7 病院の活動システム

（1）クローズ・システム

　病院は自病院で医療を行うために医師を雇用し，医師はその病院の設備・器機を使用して患者の診療を行う。つまり，外部の医師に対して開かれていない形態であり，日本のほとんどの病院はこのタイプである（図1-4）。

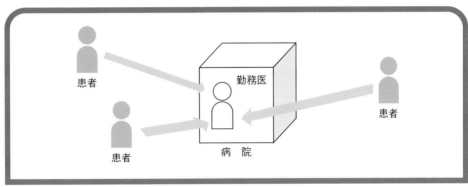

図1-4　クローズ・システム

（2）オープン・システム

　病院の施設・設備が，病院の存する地域のすべての医師に開放利用されるシステムをいう（図1-5）。このような形態を採用し，その専用病床を有する病院を「開放型病院」という。

　たとえば，地域の開業医のもとで診療中の患者が入院医療を必要とした場合，あらかじめ契約している開放型病院に入院させ，その開業医が主治医となり，開放型病院の医師と共同で診療にあたる。地域の医療機関が連携を深めることで，医療機関単独の自己完結型の診療から医療機関相互の連携による地域完結型への診療が可能になる。

　アメリカはこの形態であるが，日本では地域医療支援病院や医師会病院などをはじめ，数は少ない。

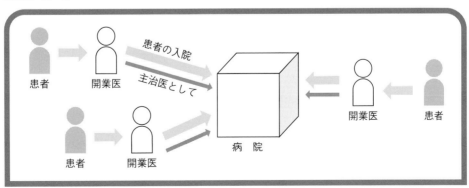

図1-5　オープン・システム

医療界の現状 ②

1 病院数の推移

　病院数の推移をみてみると，明治初期から順調に増えてきたが，第二次世界大戦の影響で，終戦の 1945（昭和 20）年には全国で 645 施設と激減した。しかし，1955（昭和30）年には 5,119 施設にまで増え，1990（平成 2）年に 10,096 施設とピークをむかえる。このような病院数や病床数の増加は，医療費の高騰を招くことでもあり，医療提供施設の適正配置の考えから，1985（昭和 60）年の第一次医療法改正で地域医療計画を策定し，規制することになった。このため，病院から診療所への転換や経済的理由から，その後は毎年減少し続けており，2020（令和 2）年 8 月末では 8,247 施設となっている。今後も減少傾向は続くものと推測される（表 1 − 3）。

2 医療施設および病床の種類と数

（1）病院・病床の種類

- 病床の種類による病院の分類：「精神科病院」「結核療養所」，それ以外の「一般病院」に分類される。
- 医療法上の病院の分類：「特定機能病院」「地域医療支援病院」「臨床研究中核病院」，それ以外の「一般病院」に分類される。
- 医療法上の病床の種類：「精神病床」「感染症病床」「結核病床」「療養病床」，それ以外の「一般病床」に分類される。

（2）開設者別にみた施設数および病床数

　開設者による分類でみると，国立や都道府県立，市町村立といった公的な病院は少なく，民間（私的）病院が多数を占めている（表 1 − 3）。民間医療機関中心の医療提供体制が日本の大きな特徴である。全病院数の 81％が民間病院であり，さらにその中の 85％が医療法人立であって，この比率も今後大きく変わることはないと推測される。

　民間病院・診療所のなかに会社立がある。これは，従業員の福利厚生を目的としたものや，旧公共企業体が株式会社になった，法改正以前に設立されたなど，歴史的経緯の例外的なもので，現在は営利企業による病院経営は認められていない。

　歯科診療所は 2020（令和 2）年 8 月末現在，全国で 68,197 施設が存している。その77％が個人立，22％が医療法人立と，ほぼこの 2 つで占められる。

表1－3　開設者別にみた病院と一般診療所の施設数および病床数

開設者 （大分類）	開設者（小分類）	病院		一般診療所	
		施設数	病床数	施設数	病床数
	総　数	8,247	1,512,435	102,912	87,398
公立 公的	国 厚生労働省	14	4,322	20	－
	独立行政法人国立病院機構	140	52,922	－	－
	国立大学法人	47	32,648	147	－
	独立行政法人労働者健康安全機構	32	12,218	－	－
	国立高度専門医療研究センター	8	4,135	2	－
	独立行政法人地域医療機能推進機構	57	15,472	4	－
	その他	23	3,573	361	2,169
	公的医療機関 都道府県	198	52,052	255	176
	市町村	610	123,814	2,907	2,134
	地方独立行政法人	109	42,230	35	17
	日赤	91	35,098	205	19
	済生会	83	22,662	51	－
	北海道社会事業協会	7	1,715	－	－
	厚生連	100	31,941	67	44
	国民健康保険団体連合会	－	－	－	－
	社会保険関係団体 健康保険組合およびその連合会	8	1,791	290	－
	共済組合およびその連合会	40	13,169	139	－
	国民健康保険組合	1	320	16	－
私的 民間	公益法人	203	50,418	513	220
	医療法人	5,691	844,003	44,242	67,059
	私立学校法人	112	55,431	189	38
	社会福祉法人	198	33,626	10,118	359
	医療生協	82	13,715	300	245
	会社	30	8,143	1,644	10
	その他の法人	203	42,059	823	284
	個人	160	14,958	40,584	14,624

（厚生労働省：医療施設動態調査（令和2年8月末現在概数））

（3）病床の規模別にみた施設数

　2019（令和元）年10月現在における病床の規模別にみた施設数は，病院は「50〜99床」が2,058施設ともっとも多く，病院総数（8,300施設）の4分の1を占めている。病床数200床未満のいわゆる中小病院の数は5,769施設で，全体の69.5％である（厚生労働省「平成元年医療施設調査」）。

　日本の医療は，中小病院に支えられていることがこの数値からみてとれる。しかし，いま，もっとも経済的に厳しいのが中小病院であり，今後，この規模の病院は減少する可能性が高いことが指摘されている。

③ 医療圏とは

　　人口の高齢化や疾病構造の変化など，地域の医療ニーズに応じた医療体制を整備するために都道府県が設定する地域単位であり，医療法で定めている。

　　日常生活に密着した一般的な疾病の診断・治療の医療需要に対応する一次医療圏（基本的に市町村単位），健康増進・疾病予防から入院治療まで幅広く地域住民の保健医療を提供する二次医療圏（複数の市町村），高度で最先端の医療を提供する三次医療圏（基本的に都道府県単位）がある。

④ 病院医療の国際比較

（1）数値からみた国際比較

　　従来，日本の病院病床数は諸外国に比べ多いと指摘されてきた。単純に比較することはできないものの，人口比において日本の病床数はアメリカの約4.3倍，ドイツの約1.6倍である。一方，病床百床当たりの医師数や看護師数はかなり低い水準であり，医療現場は深刻なマンパワー不足にあることがわかる（表1－4）。

　　一人当たりの医療費は第1位のアメリカと比べて約40％，対GDP（gross domestic product：国内総生産）比は約60％である。平均寿命やWHO（World Health Organization，世界保健機関：世界のすべての人々が最高水準の健康を維持できるよう設置された国連の専門機関）の健康達成度の総合評価で世界1位と，効率的な医療が行われ，少ない医療費で最大の効果をあげているといえる。

　　日本の医療全体の課題として，①諸外国に比べて在院日数が長い，②外来の受診が多い，③病床数が多い，④病床当たりの医師・看護師数が少ない，などの現状がある。現在進められている医療改革は，この多すぎる病床数を削減することも目的としている。

（2）日本とアメリカの診療機能の違い

　　日本では診療所と病院それぞれに医師が存在し，一般に診療所は比較的簡易な医療を担当し，病院は高度な医療を行う場と理解されているが，アメリカではその概念が異なる。

　　アメリカにはファミリードクター（かかりつけ医）をもつ習慣があり，そのファミリードクターが勤務する場所（診療所）を「ドクターズ・オフィス（doctor's office）」という。病気になったら，まずドクターズ・オフィスに連絡をとる。そこは小さなスペースの診察室だけで，特別な医療機器などはあまりおかれていないことが多い。ドクターズ・オフィスは，とりあえず全般的な診察を行うところである。ここで診察を受け，精密検査や入院・手術が必要と判断されてはじめて，医師と提携している「病院（hospital）」を紹介される。一般には，医師の紹介なしに病院には行けない。

表1-4　病院医療の国際比較（OECD 加盟国）　　　　　　　　　　（2014 年）

	日　本	アメリカ	イギリス	ドイツ	フランス
人口千人当たり総病床数	13.4	3.1[※1]	2.8	8.3	6.3
人口千人当たり急性期医療病床数	7.9	2.6[※1]	2.3	5.4	3.4
人口千人当たり臨床医師数	2.3	2.5[※2]	2.8	4.0	3.3[#]
病床百床当たり臨床医師数	17.1	79.9[※1]	97.7	47.6	48.7[#]
人口千人当たり臨床看護職員数	10.5	11.1[#]	8.2	11.3[※2]	8.7[#]
病床百床当たり臨床看護職員数	78.9	371.4[#]	292.3	138.0[※2]	143.6[#]
平均在院日数	31.2	6.1[※2]	7.2	9.2	9.1[※2]
平均在院日数（一般・急性期）	17.5	5.4[※2]	5.9	7.8	5.1
人口一人当たり外来診察回数	13.0[※2]	4.0[※1]	5.0[※3]	9.7	6.7
女性医師割合（%）	19.6	32.7[※2]	45.7	43.7	42.1
一人当たり医療費（米ドル）	3,649[※1]	8,745	3,289	4,811	4,286
総医療費の対 GDP 比（%）	10.3	16.9	9.3	11.3	11.6
OECD 加盟諸国間での順位	10	1	16	5	3
平均寿命（男）（歳）	79.9	76.3[※2]	79.1	78.6	78.7
平均寿命（女）（歳）	86.4	81.2[※2]	82.8	83.3	85.4

OECD：経済協力開発機構。2017 年現在加盟国数 35 ヶ国。
（OECD：Health Data 2014 OECD Stat Extracts）
注1：「※1」は 2010 年のデータ，「※2」は 2011 年のデータ，「※3」は 2009 年のデータ。
注2：「#」は実際に臨床にあたる職員に加え，研究機関等で勤務する職員を含む。
注3：一人当たり医療費（米ドル）については，購買力平価である。

　アメリカの開業医にとって病院とは，自分の患者のためにいろいろな検査や入院中の看護などを提供してくれる場所である。したがって，開業医は自分の患者が入院している場合には，オフィスでの外来診療の合間をみて病院に出かけ，自ら診療を行う。いわゆる「オープン・システム」が採用されている。

　日本では，風邪などの軽症の患者までが大病院の外来を受診するため，病院の待合室はいつも大変混雑している。アメリカでは，救急の場合を除けば，あくまで開業医がプライマリ・ケア（初期医療）を担当し，病院への入院の必要性を判断するので，このような混雑はない。病院は，日常的な診療を受けるために行く場所ではない。病院には，X 線，MRI や CT などの「検査施設」や「手術室と回復室」「入院病棟」「救急救命室」「集中治療室」「出産施設」などがある。また，病院には救急救命室担当の医師以外，診察を受け付けてくれる医師はいないのが一般的である。勤務医として病院に雇用されているのは，放射線科医，病理医あるいは救急医（emergency physician：ER），レジデントと呼ばれる研修医などごくわずかである。

　このように，アメリカでは診療所（doctor's office）と病院（hospital）の機能分担や

連携が密に行われている。しかし，日本の病院は，その発展の経緯（外来診療を基礎とした発展）から大きな外来診療部門を有し，外来患者がそのまま入院に至るケースも多くみられる。また，診療所からの紹介患者が入院して医療を行う必要がなくなった場合においても，入院していた病院の外来部門で診療を続けることもよくみられる。

近年，医療法に医療機関の機能分担の明確化や連携の推進などが盛り込まれ，促進されてきてはいるが，病診連携が欧米諸国と比べて密に行われているとは言い難い。

5 医療制度の特徴と国民医療費

（1）日本の医療制度の特徴

日本の医療制度の特徴としては，一般的に次の3点があげられる。

①国民皆保険制度

日本は，1961（昭和36）年に国民皆保険を達成している。この時代に国民皆保険を達成した国は日本以外になく，現在でも，多くの医療保険未加入者を抱えている国が多いことを考えると，世界に誇れる制度といえる（表1−5）。

②フリーアクセス

国民は，どこの病院でも診療所でも自由に受診医療機関を選べ，日本全国統一された価格で受診できる。また，同じ病気に対して複数の医療機関で治療を受けることも自由である。フリーアクセスにより日本の外来受診回数は諸外国と比較して多いが，疾病の早期治療を可能にし，不必要な入院を防いでいる可能性も考えられる。しかし，国民のもつ大病院志向もフリーアクセスと深く関係しており，患者の集中による医療従事者の疲弊や医療費の高騰につながっているなどの弊害も指摘されている。

表1−5　日本の医療保険制度の概要

種　類		被保険者	保　険　者	保険者数	加入者数
被用者保険	健康保険 協会けんぽ	一般被用者等（民間会社の勤労者）	全国健康保険協会	1	3,893万人
	健康保険組合		各健康保険組合	1,394	2,948万人
	船員保険	船員	全国健康保険協会	1	121万人
	国家公務員共済組合	国家公務員	各省庁等共済組合	20	218万人
	地方公務員共済組合	地方公務員	各地方公務員共済組合	64	555万人
	私立学校教職員共済	私立学校教職員	日本私立学校振興・共済事業団	1	92万人
国民健康保険	市町村国保	一般住民（農業従事者・自営業者等）	各都道府県各市町村(特別区を含む)	1,716	2,870万人
	国民健康保険組合	国保組合の組合員	各国民健康保険組合	163	277万人
後期高齢者医療制度		75歳以上及び65〜74歳で一定の障害の状態にある者	後期高齢者医療広域連合（都道府県単位）	47	1,722万人

（厚生労働省：医療保険に関する基礎資料（平成30年3月末））

イギリスでは，国民は必ず地方のGP（general practitioner：家庭医，かかりつけ医）に登録することが必要であり，病気になっても原則としてGPの了承がなければ，専門医や病院を受診することはできない。

③自由開業・標榜制

全国どこでも病院や診療所を開業し，自由に診療科を標榜することができる（なお，現在は医療法に基づき，病床過剰地域では病院の開設に制約がある）。

上記のうち①と②については，医療が利用しやすいということで，国際的に高く評価されている。

（2）国民医療費の動向

国民医療費は，当該年度内の医療機関等における保険診療の対象となり得る傷病の治療に要した費用を推計したものであり，毎年，厚生労働省から発表されている。医科診療や歯科診療にかかる診療費，薬局調剤医療費，入院時食事療養費・入院時生活療養費，訪問看護医療費等が算定対象となる。これは，傷病の治療費に限っているため，保険診療対象外のもの，また，評価療養（先進医療など），選定療養（差額ベッドなど），および不妊治療における生殖補助医療などに要した費用は含まない。

厚生労働省は，1954（昭和29）年度以降毎年推計を行っている。同年度に2,152億円だった推計額は増加の一途をたどり，2019（令和元）年度は概算で過去最高の43.6兆円となった。後期高齢者医療分の医療費は17.0兆円であり，総額の39.0%を占めた。

一人当たり医療費は，統計を開始した1954（昭和29）年度は2,400円であったが，2019（令和元）年度では前年比2.6%増の34万5,000円となった。

6 診療報酬の支払い方式

保険診療における診療報酬の支払い方式としては，「出来高払い方式」と「包括支払い方式」の2種類がある。

（1）出来高払い方式

一般的には，提供した医療行為の点数（価格）の総計を診療報酬として得る「出来高払い方式」が採用されている。各診療行為の評価を示す診療報酬点数表は，金額でなく点数で示されている。これを「点数単価方式」といい，1点10円で計算される。ただし，労災保険，公害医療，自賠責保険による医療の場合は，単価が異なる。

（2）包括支払い方式

1日当たりの定額報酬を事前に決めておく支払い制度であり，2003（平成15）年度か

ら，「DPC／PDPS」による包括支払い制度が実施されている。これは，一定の基準を満たした病院が対象とされており，一般病棟における急性期患者の入院医療に対して採用されている。診療報酬は，診断群分類点数表に基づいて算定する。

1）診断群分類（DPC：diagnosis procedure combination）とは

WHOが定めた国際疾病分類「ICD-10」（International Statistical Classification of Diseases and Related Health Problems-10：疾病及び関連保健問題の国際統計分類第10回修正）に基づき，18の主要診断群（major diagnostic category：MDC）をベースに，それを約500種類の基礎疾患に分類し，さらに重症度，年齢，手術・処置の有無，副傷病名などで分類した診断群のことをいう。この診断群（2020（令和2）年4月現在3,990分類）に，1日当たりの包括点数が設定されている。

また，DPCには，分類区分に応じて3段階の入院期間が設けられ，入院期間が短ければ高い点数となる。

2）DPC／PDPSとは

DPC評価分科会により命名された包括支払い制度の正式名称で，一般的には「DPC制度」または単に「DPC」と呼ばれている。

- PDPS（per-diem payment system）：1日当たり包括支払い制度

3）DPC／PDPSによる診療報酬算定

診療報酬の額は，DPCごとに設定される包括評価部分と出来高評価部分の合計額となる。包括評価部分は，1日当たり点数に入院日数を乗じて算出される。

【包括評価部分】（ホスピタル・フィー） DPCごとに設定 ・入院基本料 ・検査 ・画像診断 ・投薬・注射 ・病理診断 ・1,000点未満の処置　など	＋	【出来高評価部分】（ドクター・フィー） ・医学管理 ・手術・麻酔 ・放射線治療 ・リハビリテーション ・精神科専門療法 ・内視鏡検査 ・1,000点以上の処置　など

DPC制度の医療費計算式＝包括評価部分（DPCごとの1日当たり点数×入院日数×医療機関別係数）＋出来高評価部分＋入院時食事療養費

考え方としては，ホスピタル・フィー（医療機関の運営コストであり，医療スタッフの費用や臨床検査，薬局・医薬品の費用を含む）的な項目については定額にし，ドクター・フィー（医師による疾病の診断と治療に必要な費用）的な項目については出来高で算定するということになる。

4）DPC／PDPS開発の目的

医療に関連する情報の標準化と透明化である。この情報に基づいて医療サービスの適切かつ効率的な提供体制を整備し，ひいては医療費の抑制にもつなげようとしている。

7 医療機能評価

　良質な医療サービスの提供には，第三者による評価が重要となる。現在，日本の第三者機関による医療機能評価として，公益財団法人日本医療機能評価機構による病院機能評価，そして国際標準化機構（International Organization for Standardization：ISO）による認証などがある。

　病院機能評価は，病院組織全体の運営管理および提供される医療について，中立的，科学的，専門的見地から評価を行い，その結果明らかになった問題点を解決・改善するために相談に応じ，助言することで医療の質の向上を図ることを目的としている。2020（令和2）年10月現在，2,135病院が認定を受けている。

　第三者による評価として，病院機能評価以外にISOの認証を取得するという方法もある。ISOの国際規格にはさまざまなものがあるが，医療関連として「ISO9001（品質マネジメントシステム）」や「ISO14001（環境マネジメントシステム）」という規格の認証を取得している施設もある。

　また，医療の質と安全において国際標準を満たしていることを示す，アメリカの国際医療機能評価機関（JCI）が行っている病院機能評価は，その審査の妥当性や有効性が高く評価されている。日本では30病院が認証取得している（2020（令和2）年9月現在）。

8 救急医療体制

　現在の日本における救急医療体制は，都道府県が作成する医療計画に基づいており，患者の重症度や治療の必要に応じて，段階別に一次（初期）救急，二次救急，三次救急と機能分担されている。このような体制を支える情報システムとして，各都道府県に「救急医療情報センター」が整備され，救急病院の空床状況や手術の可否などの情報を収集し，消防や医療施設に提供している。

　傷病者の主な搬送先となる救急病院および救急診療所は，2019（平成31）年4月1日現在，全国で4,172か所となっている。

- 一次（初期）救急医療：外来診療で対応可能な救急医療を提供する体制。地域医師会の協議による在宅当番医制や地方公共団体が設置する休日夜間急患センターで行っている。休日夜間急患センターは575か所（2019（平成31）年4月1日現在）。
- 二次救急医療：入院治療や手術を必要とする重症患者の医療を担当する体制。病院群輪番制（複数の医療機関が当番で対応）および共同利用型病院が2,873か所（2019（平成31）年4月1日現在）。
- 三次救急医療：二次救急医療では対応できない複数の診療科にわたる重篤かつ緊急性の高い状態（急性心筋梗塞，脳卒中，頭部外傷など）の患者に対し，24時間体

制で総合的に高度な医療を提供する体制。「救命救急センター」や，広範囲熱傷や指肢切断，急性中毒等の特殊疾病患者に対応する「高度救命救急センター」などが担当。2020（令和2）年4月1日現在，全国での救命救急センターは294か所（うち，高度救命救急センターが43か所）。

また，生命に危機が迫り緊急を特に要する場合などは，ヘリコプターを活用した患者搬送が行われている（広域救急患者搬送体制）。2020（令和2）年3月現在，44道府県で53機のドクターヘリが運航している。

⑨ 災害時医療

地震などの災害時には，緊急に多くの医療が必要となる。そのため，都道府県ごとに，災害時にライフラインを確保しつつ，重症患者の治療や現地への医療チーム派遣を行う災害拠点病院が整備されている。災害拠点病院とは，「災害対策基本法」に基づいて都道府県知事が指定する病院で，「地域災害拠点病院」と「基幹災害拠点病院」の2種類が整備されている。

地域災害拠点病院は，重篤救急患者の救命医療を行う高度の診療機能を有し，被災地からの重症傷病者の受入れを行うとともに，自己完結型の「災害派遣医療チーム（Disaster Medical Assistance Team：DMAT）」等の受入れ・派遣，傷病者等の受入れおよび搬出を行う広域搬送への対応，地域の医療機関への応急用資器材の貸出し等をする。二次医療圏に原則1か所設置されている。

また，上記の機能を強化し，要員の訓練や研修を行い，災害医療に関して都道府県の中心的な役割を果たすのが基幹災害拠点病院である。各都道府県に原則1か所設置されている。

大規模災害時は，「広域災害救急医療情報システム（emergency medical information system：EMIS）」が関連機関と被害情報・患者情報を共有する重要な機能を担う。これにより，病院の被災状況や行える医療，あるいは必要な医療支援の情報を発信でき，不足するマンパワーや医療資器材を重点的に投入してもらうことが期待される。

⑩ 先進医療

厚生労働省では，先進医療の定義を「厚生労働大臣が定める高度の医療技術を用いた療養その他の療養」と定めている。これは，保険診療外の医療行為であり，将来，公的保険給付の対象とするべきかどうか評価を行うもので，実際に安全性と有効性が認められるかどうか，その点が検証されている最中の治療である。厚生労働省では，個々の先進医療について実施可能な医療機関の施設基準を定めており，その条件をクリアした医療機関にしか実施を認めていない。

先進医療は，公的医療保険の適用にならないため，それを受けた場合の費用（技術料）は全額自己負担となる。2020（令和 2）年 8 月 1 日現在で，80 種類が承認されている。

11 再 生 医 療

「再生医療」とは，病気や事故，あるいは老化などによって失われた組織や臓器の働きを，人工的に加工・培養した細胞や組織などを用いて修復・再生させる治療であり，今まで治療方法がなかった分野における新しい治療法の開発や，移植医療におけるドナー不足問題を解決する手段として期待されている。2007（平成 19）年に京都大学の山中伸弥教授によるヒト iPS 細胞の樹立によって，世界的な注目を浴びた。iPS 細胞を用いた血小板・角膜・心筋細胞などの移植が実施されており，ますます活発になっている分野である。

12 周産期医療

「周産期医療」とは，周産期（妊娠 22 週〜出生後 7 日未満の期間）の妊娠，分娩にかかわる母体・胎児管理と出生後の新生児管理を主に対象とする医療体制のことである。周産期の母子は異常が生じやすく不安定な状態にあり，新生児死亡率や周産期死亡率を低下させるためにも，突発的な緊急事態に備えた医療整備が重要視されている。

周産期医療の一環として，厚生労働省は，原則として三次医療圏に 1 か所の総合周産期母子医療センター（母体胎児集中治療室（MFICU）と新生児集中治療室（NICU）を備え，常時の母体および新生児搬入受入態勢を有し，ハイリスク妊婦妊婦に対する医療および高度な新生児医療を実施：2020（令和 2）年 5 月 1 日現在 110 施設）を，総合周産期母子医療センター 1 か所に対して数か所の地域周産期母子医療センター（周産期に係る比較的高度な医療を提供：2020（令和 2）年 5 月 1 日現在 298 施設）の設立を進めている。

13 変革が進む病院医療

医療および医療を提供する病院は，疾病構造の変化，人口の高齢化，医療保険制度などの変化に対応しながら発展してきた。

患者の意識も，従来の「患者は医師の言うとおりにしていればよい」というパターナリズムに基づく「おまかせ医療」から，自己決定に基づく「納得のできる医療」へ変化しているため，インフォームド・コンセントや QOL への対応が不可欠である。このような患者の意識の変化に，医療サービスを対応させていかなければならない。

（1）インフォームド・コンセントの浸透

　　インフォームド・コンセントとは，「説明と同意」と訳され，「正しい情報を得た（伝えられた）うえでの合意」を意味する概念である。医療者側と患者の信頼関係のもとに医療を提供するにあたり，病名，治療方法，治療の目的，危険性，治療後の予想，経費などについて，医療者側は十分な説明を行い，患者の理解を得たうえで，どのような方法で治療を受けるかを患者が最終的に選択し，互いの同意のもとに治療を行うことを指す。それによって，医療上の患者の人権および自己決定権を尊重することができる。

　　医療法第1条の4第2項では，医療従事者に対するインフォームド・コンセントの努力義務を定めている。

（2）QOL（quality of life）の向上

　　QOLとは，「いのち」「生命」「人生」「生活」の「質」のことであり，一般には「生命の質，生活の質」と訳される。QOLの向上は，単に病を治すだけではなく，患者の生命・生活を重視した医療を行い，患者の幸福感や満足度を向上させていこうとする考え方である。急性期医療のように短期の入院であれば，やむを得ないかもしれないが，入院が長期にわたる場合は，日常の生活から断絶されたなかで，心地よい療養環境が求められる。

（3）セカンド・オピニオン（第二の意見）制度の普及

　　セカンド・オピニオンとは，患者が治療等を受けるにあたって，よりよい決断をするために，主治医以外の専門医に意見を求める行為，または求めた意見のことである。複数の医師に意見を聴くことで，より適した治療法を患者自身が選択することができる。

　　がんなどの重大な病気の治療方針を決める際（手術で切除するか，放射線治療を行うか）や，精神医療の投薬を受けるかなどの際に行われることが多い。最近では，セカンド・オピニオンを受けることを勧める医師や保険適用外のセカンド・オピニオン専門外来を設ける病院が増えている。

（4）医療機関連携の推進

　　地域医療等において，核となる病院と地域内の診療所が行う連携を「病診連携」という。プライマリ・ケア（初期医療，一次医療）は診療所で行われ，専門医療・急性期医療は病院で診て地域完結型医療を進めるという考えが重要であり，病院と近在診療所との連携を深めていく必要がある。

　　また，病院間で専門医療の連携をする「病病連携」，診療所が他の診療所と連携して適切な医療を提供する「診診連携」も重視される（図1-6）。患者の身体的，精神的，経済的負担を軽減することや，医療資源を有効に利用することで，医療費の削減を図ることができる。

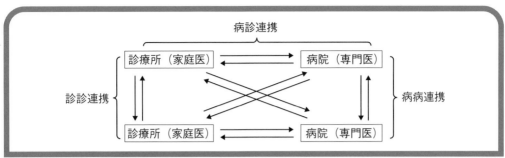

図１－６　あるべき医療機関の連携

（5）末期患者への医療（ターミナルケアと緩和ケア）

　「ターミナルケア」とは，死を目前にした人の QOL の向上をめざすケアのこと。病気で余命わずかの人たちが，むだで苦痛を与えるだけの延命医療を中止し，人生の残り時間を自分らしく過ごし，満足して最期をむかえられるようにすることを目的とする。緩和ケアの発展を通して，ターミナルケアが重要視されるようになった。

　「緩和ケア」とは，がんなどの治癒が難しい進行性の疾患で病期によらず苦痛の緩和をめざす医療やケアのことをさす。緩和ケアでは終末期患者のみならず，もっと状態のよい進行期の患者や家族も対象となる。痛みなどの症状を和らげることが一番の目的であり，鎮痛薬を使用するなどの医療的な対応もなされる。加えて，医師，看護師，医療者などによる精神的ケアが，診断されたときから治療と並行して行われる。患者の身体的・精神的・社会的・霊的な苦痛を緩和しながら，QOL の維持向上を図る。

　このように，ターミナルケアが治療よりも残された生活を心穏やかに過ごしてもらうように努める終末期における医療・看護であるのに対し，緩和ケアはターミナルケアの要素に加えて治療も並行して進める点に違いがある。ターミナルケアは緩和ケアの一部だと考えることができる。

　ターミナルケアを専門に行う医療施設を「ホスピス」と呼ぶ。

（6）チーム医療

　チーム医療とは，「医療に従事する多種多様な医療スタッフが，各々の高い専門性を前提に，目的と情報を共有し，業務を分担しつつも互いに連携・補完し合い，患者の状況に的確に対応した医療を提供すること」であると一般に理解されている。簡潔には，「患者にとって望ましい医療を実現するために，医療従事者がお互いに対等の立場から連携して治療やケアにあたること」をいう。

　異なる職種の専門職が連携・協働し，それぞれの専門性スキルを発揮することで，医療の質を高めるとともに，効率的な医療サービスの提供が可能になる。そして，患者の QOL の維持・向上，患者の人生観を尊重した療養の実現をサポートすることができる。

　このようなことから，現代医療においては積極的にチーム医療が推進されている。

今後の展望 ③

日本は，世界でも類を見ない超高齢社会を迎えた。2020（令和2）年の人口推計では65歳以上の人口は3,598万人（総人口の28.6％）であり，主要国のなかでもっとも高い。その人口は，2042年には約3,900万人でピークを迎え，75歳以上においては，その後も人口割合は上昇し続けることが予想されている。

2025年には，「団塊の世代」といわれる人たち（1947 ～ 51（昭和22 ～ 26）年の第1次ベビーブームに生まれた人）が75歳を超え，認知症高齢者，要介護者，高齢者人口に占める一人暮らし世帯，年間死亡者数などがそれぞれ大きく増加すると予想される。

このような状況にあることを鑑み，国は社会保障の充実・安定化と，そのための安定財源確保と財政健全化を目的とし，2012（平成24）年には「社会保障と税の一体改革」を策定した。その具現のため，諸法を制定し，医療法改正とともに，将来の医療供給体制を確保すべく法整備がなされてきた。

従来の医療システムでは，もはやこの社会構造の変化に対応できない状況にあり，これから求められる医療サービスは従来のものとは全く違ってくる。

1 医療・介護の一体的な改革

「社会保障と税の一体改革」では，2025年までに実現をめざす在宅医療や介護を充実した医療供給体制のモデルを示し，従来の体制からモデルの体制に早急に移行するため，医療の機能分化・連携と地域包括ケアシステムの整備が進められている。

（1）病院完結型医療から地域完結型医療へ

これまでの日本の医療は，救命・延命，治癒，社会復帰を前提とし，ひとつの病院のなかですべてをまかなうという病院完結型であった。国は，これからの地域医療再編成の基本的な方向は，「病院完結型医療」から，患者の住み慣れた地域や自宅での生活のための医療，地域全体で治し支える「地域完結型医療」へと進むことを示している。

（2）地域包括ケアシステムの構築

近年の社会構造の変化に対し，地域社会のあり方そのものを変革しようとする試みが「地域包括ケアシステム」であり，厚生労働省主導で国家的プロジェクトとして進められている。

これは，2025年を目途に，重度の要介護状態となっても住み慣れた地域で自分らしい暮らしを人生の最後まで続けることができるよう，「住まい」「医療」「介護」「介護予

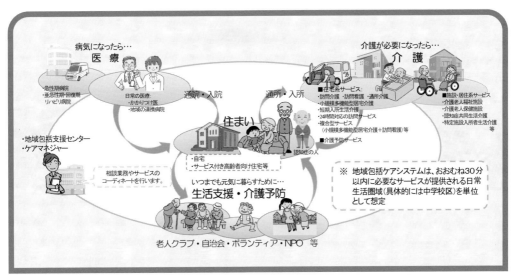

図1-7　地域包括ケアシステムの姿

（厚生労働省ホームページ）

防」「生活支援」の5つの要素が一体的に提供される体制の構築をめざすものである（図1-7）。そのなかで在宅医療・介護の果たす役割は非常に大きい。

　また，高齢化の進展状況には大きな地域差が生じており，今後増加することが見込まれる認知症高齢者の地域での生活を支えるためにも，市町村や都道府県が，地域の自主性や主体性に基づき，地域の特性に応じて地域包括ケアシステムをつくり上げていくことが必要とされる。

（3）在宅医療・介護の連携推進

　地域完結型医療への転換を図り，医療と介護のネットワークで対応する在宅医療の利用者数は，2025年には約30万人と予想されている。

　このため，医療・介護の関係機関が連携して，多職種協働により在宅医療・介護を一体的に提供できる体制を構築し，地域の医師会等と緊密に連携しながら，地域の関係機関の連携体制の構築を図る仕組みづくりが求められている。医療と介護の連携こそが地域包括ケアシステムの根幹を支えるものである。

　将来的には，時代や社会構造の変化に対応すべく，新たな法の制定や制度の新設などが行われ，医療のあるべき姿とそれを達成する道筋の整備，医療の質の継続的な改善がなされていくものと考えられる。

2 DPC 制度の現状と将来

　DPC/PDPS は，2020（令和 2）年 4 月 1 日現在，全国の一般病院 7,218 のうち 1,757 施設が導入しており，24.3%を占めている。ベッド数からみると 48 万 3,180 床であり，一般病床総数（88 万 8,003 床）の 54.4%が対象となっている。また，249 施設が導入準備をしている。

　現在，急性期病床は，平均在院日数，病床稼働率の数値からみると，やや過大に評価されている点もあり，将来的には現在の DPC 病床の一部は回復期，亜急性期病床への転換を迫られることも予想される。また，DPC では平均在院日数の短縮化が進んでいるが，その結果，治癒率が低下し，再入院率が上昇するというデータもある。

　2003（平成 15）年から始まった DPC 制度は，経年ごとに対象病院の数が伸びてきている。しかし，地方病院では高齢入院患者の比率が高いため，経営と運営の両面から不利な状況におかれていることや，医師・看護師の人材不足が懸念されることなど，さまざまな問題を抱えており，将来に向けて改革されていくものと推測する。

参考文献等
• 厚生労働省ホームページ https://www.mhlw.go.jp/
• 総務省ホームページ https://www.meti.go.jp/
• 社会保険診療報酬支払基金ホームページ https://www.ssk.or.jp/
• 令和元年版消防白書（総務省消防庁）https://www.fdma.go.jp/
• 日本医療機能評価機構ホームページ https://jcqhc.or.jp/
• Kobayashi Medical Clinic ホームページ http://www.kobayashi-naika.com/
• ライフ・サイエンスホームページ　ニュース記事から https://www.lifesci.co.jp/special/
• 看護 roo! https://www.kango-roo.com/
• 国民衛生の動向　2020/2021，厚生労働統計協会，2020.
• 国民の福祉と介護の動向　2020/2021，厚生労働統計協会，2020.
• 医療秘書教育全国協議会編：改訂 病院のマネジメント，建帛社，2021.

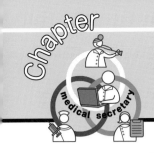

2 医療秘書の現状と将来

欧米の医療秘書　1

1　欧米の医療秘書の現状

（1）診療形態の変化と医療秘書の役割

　　欧米における医療秘書の歴史は古く，かなり早くから医療秘書の専門化が進み，開業医，または大学病院などの医師の片腕・パートナーとして，速記・口述筆記・タイプの技能を生かして活躍してきた。

　　欧米では，ほとんどの個人開業医は予約診療を行っており，医療秘書がいかに効率よく予約をとり，受付業務をこなして患者に応対するかで，医師に対する患者の評価が異なってくる。有能な医療秘書は，大量の書類の作成，カルテの整理，保険会社へ書類の提出，患者への請求書の送付といったようなさまざまな事務処理を行い，また，患者と円滑にコミュニケーションを図ることで，病院や診療所の経営安定に重要な役割を果たしている。特に個人開業医の場合は，医療秘書なくしては経営は成り立たないとまで言われてきた。

　　近年，医療技術の高度化，医療機器の導入などで医療費が高額化し，さらに保険制度の複雑化，後期高齢者医療制度の制定，また，専門分野の細分化などにより，個人開業医の経営が困難な時代になった。そのため，いわゆるグループ・プラクティス（group practice：共同経営，または専門が異なる個人開業医が同じ場所で独立して開業すること）といった診療形態が増加してきた。そこでは，たとえば，同じビルに3〜4人の異なった専門の開業医がグループを組み，受付窓口をひとつにして医療秘書を共有することで，専門のスタッフをさらに雇うことができる。経費の節約，質の高い医療の提供など，患者にとっても便利に利用できるといった利点があり，この形態が徐々に定着してきた。

（2）医療秘書の養成と活躍の場

　　このような医療環境の変化により，複数の医師を同時に補佐する必要性が発生し，事務処理能力や管理能力，特に高度なコンピュータ情報処理能力を有した人材が求められるようになった。そのため，ICT（information and communication technology）のスキルをもった医療秘書はたいへん重宝され，社会的な認知度も高まり，多くの職業訓練学校（vocational school）や専門学校（community college）が，医療秘書や医療助手（medical　assistant）の養成を行うようになった。企業の秘書経験者がさらに医学知識

や医学用語を勉強し，キャリアアップとして養成講座を受けるケースも増えている。同時に，専門知識とスキルをもった医療秘書の活躍の場が，個人開業医からグループ開業の診療所やメディカル・ビルといわれる専門医の集まった場所へと変化してきた。

現在では，医療秘書は病院や診療所のほか，大学の医学部や公衆衛生・予防医学の研究機関，国や自治体の公的医療機関，大企業の従業員用診療所，高齢者保健施設，保険会社，保健所，調査機関など広範囲に，さらに世界保健機関（World Health Organization：WHO）などの国際的な組織でも活躍している。

2 欧米の医療秘書の資格

欧米では，急速に変化する医療機関，そして日ごとに高度化される医学に対応するため，医療秘書や医療助手の再教育の場が多く存在している。

イギリスには，1964年に設立した医療秘書の職能団体（The Association of Medical Secretaries, Practice Managers, Administrators and Receptionists：AMSPAR）がある。AMSPARは，医療分野で働く医療秘書や管理責任者などに資格試験を行って知識や技能の質の向上を図っている。会員相互の情報交換も行っている。さらに，本人の意欲次第では，医療アシスタントの認定資格を受けることによって，よりスキルアップができ，それが給与などの待遇にも反映され，一段と資格取得が強化されているという。

アメリカでは，ナショナル・セクレタリー・アソシエーション（全米秘書協会）が実施するCPS（Certified Professional Secretary）資格を取得することで，全米から認定された秘書となることができる。さらに，医療秘書として活躍するためには，メディカル・アシスタントの州の資格CMA（Certified Medical Assistant）を取得し，現場で医療分野の専門性を学ばなければならない。医療保険や医療関連法規，医学，医学用語など，どの分野で働くかによって，より秘書的な能力が要求されたり，より専門的な経営管理の知識や医学的な知識が要求されるなど，より専門分化されてきている。

3 欧米の医療秘書の業務

欧米の医療秘書は，働く形態や勤務先の専門領域はさまざまであるが，基本的な業務は変わらない。資格を取得し日々自己研鑽に励みながら，表2−1の業務を行っている。

表2−1　欧米の医療秘書の主な業務

・診察予約，受付会計業務　　　・病歴の聴取，カルテ所見の口述筆記，電子カルテ入力 ・カルテの記載内容点検・ファイリング・整理　　　・検査オーダー，管理　　　・来客・電話応対 ・患者応対，クレーム対応　　　・院内外の関連先との連絡　　　・医療文書の作成・送付・ファイリング ・備品・消耗品の点検，在庫管理　　　・環境整備（オフィス，診察室，待合室）

日本の医療秘書 2

1 日本の医療秘書の現状

　日本に医療秘書が初めて登場したのは40年ほど前のことである。アメリカから導入されたのが始まりで，最近ようやく定着してきた。近年の日本の医療環境の急激な変化や国際化，少子高齢化は，いっそう社会構造に大きな変動をもたらし，疾病の種類は複雑化し，もはや医師一人で患者を治療することは難しい時代となった。また，情報化社会は医師をさらに多忙にし，一人の患者にゆっくりと時間を割くことが困難な状況を生み出した。看護師不足も深刻で，看護師の業務分担を見直す傾向にある。

　このような状況を背景に，日本でも患者の権利が尊重されるようになった。患者を中心に，医師をはじめとする多くの専門職が各々の専門性を生かして，チームで患者の治療にあたるチーム医療という形をとるようになった。それに伴い，各部署の事務処理や連携・コミュニケーションの担い手として，連絡調整を行う役割が必要になり，特に医師や看護師を本来の診療業務や看護業務に専念させ，多くの事務処理や書類作成から解放する補佐の役割を担う医療秘書が配置されるようになった。

　さらに，短期大学や専門学校で，近年では大学・大学院でも本格的に医療秘書の育成に力を入れるようになった。医療秘書は専門教育を受けた人材として，医療事務，総務，庶務などの事務業務だけではなく，教授秘書，医局秘書に加え，病棟や外来クラーク，各専門部門の管理職の補佐などと，職種や業務も広がって活用されるようになってきた。

2 日本の医療秘書の業務

　医療秘書という職種は，日本では欧米に比べ歴史が浅く，病院毎に職務の認識がかなりあいまいであり，現在，その専門性が十分に確立されているとはいえない。そのため，病院でどの部門に属するかで，業務には大きな相違がある。秘書業務のみの場合もあれ

表2-2　日本の医療秘書の主な業務

- 医師のスケジュール管理・補佐（会議，出張，研究，学会等）
- 診察の予約・スケジュール管理　　・問診の聴取，カルテ所見の代行筆記，電子カルテ代行入力
- カルテの記載内容点検・ファイリング　　・受付会計業務　　・来客・電話応対　　・患者応対
- 検査オーダー，管理　　・文書の作成・送付・ファイリング　　・院内外の関連先との連絡
- 備品・消耗品の点検，在庫管理　　・交際・慶弔の対応
- 環境整備（受付，待合室，事務作業補助室，病棟）

ば，診療補佐や外来クラーク，病棟クラークとして外来や病棟での事務処理や患者応対を主とする場合もある。高齢者医療の現場では，介護保険の算定や入退院の事務処理の仕事も増えてきた。日本の医療秘書の主な業務は，表2-2のとおりである。

3 日本の医療秘書の資格

　日本でも医療秘書という職種が導入され，医療機関で徐々に活用されるようになると，医療秘書の育成にさらに力を入れるようになり，医療保険制度や医療関連法規をはじめ，医療事務や医事コンピュータ，基礎医学や薬学，患者応対や接遇といった医療秘書としての知識やスキル・資格の取得後に，医療機関で活躍する人材が次第に増えていった。

　現在，医療秘書としての知識・スキル習得の証明として，表2-3のとおり，関連するさまざまな領域の資格がある。同じ領域の資格でも，さまざまな主催団体がそれぞれの時期や内容で試験を実施しており，いくつもの種類がある。自分の医療秘書としての将来像や学習内容に合ったものを受験し取得することができるようになっている。

表2-3　日本における医療秘書の資格の種類

・医療秘書技能	・医療事務技能	・介護事務技能	・調剤事務技能
・医事コンピュータ技能	・医師事務作業補助技能	・医療通訳	・メディカルマナー

医療秘書の専門性の確立 3

1 医療秘書への理解

　日本において，今後さらに，欧米のように医療秘書の職種を専門職として確立していくには，まず病院管理者および医師ら専門職に，医療秘書の理解をより深めてもらうことが大切である。医療秘書の専門性を生かすことを組織の中にしっかりと位置づけ，医療秘書の指示命令系統を明確にしていくことで，その存在と職務の重要性をさらに確立していくことができる。

　近年では，医療秘書を企画管理部に配置し，職務記述書を作成して仕事の範囲を明確にしている病院も出てきており，理解が深まってきている。一方では，未だに看護助手や介護助手のように，人手不足な部署に便宜的に配属しているところもあり，そのような病院には組織改革が望まれる。

　特に，大学病院・公立病院では，もっとも古くから多くの医療秘書を採用してきてい

るにもかかわらず，未だ給与体系が不安定な状況がしばしばみられる。非常勤扱いであったり，嘱託で契約職員として年限が 3 年と決められていたり，医局の私設秘書として医局費からその給与が支払われていたりする。専門職として，給与など待遇の面でもしっかりと体系化されていないことも多いため，今後，医療秘書を活用する医療機関では確固たる雇用体系を構築していく必要がある。

また，数多くの医療秘書が全国の病院や医科大学の医局などさまざまな職場で働いているが，横のつながりが少ない。欧米のように同じ立場にいる医療秘書の職能団体のようなものが結成されると，その専門性がさらに社会的な認知を受けられやすくなる。

十数年前に日本医療秘書学会や日本医療秘書実務学会など医療秘書の質の向上をめざした学会が設立され，そこでは医療秘書における専門教育や医療機関の現場から広く実践的な研究発表や事例報告が行われるようになった。医療の現場や教育の場がともに課題を共有し，各自の領域で生かすことで，医療秘書のより一層の社会的認知とレベルアップにつながっている。

2 医療秘書の資質

医療秘書の専門性をさらに確立していくには，医療秘書自身も自己啓発を行って知識やスキルを高め，職場においてその専門性を発揮するよう努めなければならない。医療の高度化，専門分化に伴った医療界の動向や医療機関の全体構造，最新の医療保険制度や法律，医学などの知識をタイムリーに把握し，吸収することを心がけ，日々向上していく意欲と気構えをもつことが大切である。

常識ある社会人として，また医療従事者としての自覚をしっかりともち，患者をはじめ医師や周りのスタッフから信頼される人材となるよう努めなければならない。医療秘書としての自分の印象や言動は自分だけのことではなく，病院の顔として医療機関全体のイメージや評判につながるということを自覚し，責任・誠実・協調を心がけながら業務にあたることが重要である。

身だしなみは仕事への姿勢と他者への配慮を表すといわれている。身だしなみを整えるには，常に清潔感・機能性・調和といった三原則を念頭におくことである。医療秘書は，病院の顔にふさわしく患者や他者を不愉快にさせないこと，自分自身が動きやすいこと，スタッフ全員の連帯感や一体感をよく考慮することが大切である。

また，医療秘書は，院内外の非常に多くの人々と接する職種でもある。自分自身とさまざまな人々との関係を円滑に築き，さらに患者と医療スタッフの両者の関係がスムー

表2−4 医療秘書に求められる資質

• マナーを心得た常識ある言動	• 医療従事者としての自覚	• 医療界の把握・理解
• 患者観・患者心理の理解	• 最新の知識・スキルの習得	• 円滑なコミュニケーション
• 自己管理，健康管理	• コンプライアンスの遵守	

ズに進むよう配慮することが大切である。そのためにも，医療秘書自身は安定した精神力をもち，常に明るく前向きな思考と行動がとれるよう，自己管理や健康管理に努めなければならない（表2－4）。

3 医療秘書の倫理観

医師や専門職には，医師法など各専門職の職務内容や行動規範を定める法律があるが，事務職をはじめとして医療秘書を規定する法律は特に存在しない。しかし，医療秘書は専門職の各法律を理解するとともに，「医療法」や「個人情報の保護に関する法律（略称：個人情報保護法）」，その他関連の法律を理解し，医療従事者としての自覚やコンプライアンス遵守の心構えをもち，自ら規律ある行動を心がけなければならない。

特に，医療機関では患者の個人情報などさまざまな情報が存在するため，医療秘書はその取り扱いと管理には慎重を期さなければならない。個人の情報は，個人情報保護法によってその保護が義務づけられている。個人情報保護法では，個人情報（生存する個人に関する情報）＞個人データ（個人情報データベース等を構成する個人情報）＞保有個人データ（個人情報取扱事業者が開示・訂正等の権限を有する個人データ）の区別があり，特に医療機関における個人情報には，カルテ，処方せん，検査・手術記録をはじめ，職員の情報なども含まれる。医療秘書は書類上だけではなく，口頭での患者呼び出しや病室表示，電子カルテの情報処理においても，慎重な取り扱いと情報漏えいの対策管理を徹底することが大切である。

また，医療機関にはその存続を危うくするリスクとして，コンプライアンス違反の他にもさまざまなものが存在する。事務部門に関するものとして，患者からの未集金の増大は経営上大きな問題である。医療秘書は患者応対において，医療費の支払いにおける徹底した周知や回収，患者の連絡先についての厳重な確保など，しっかりとした業務遂行を心がけなければならない。

参 考 文 献
• 木津正昭：最新医療事務入門. 医学通信社，2017.
• 田中伸代編：改訂版現代医療秘書－役割と実務－. 西文社，2018.
• 田中篤子：国際秘書. 紀伊國屋書店，1993.
• 佐藤啓子：医療秘書概論. 嵯峨野書院，1987.
• 佐藤啓子編：医療秘書実務. 嵯峨野書院，1989.
• 萩原知子：医療秘書. 一ツ橋書店，1986.
• Helen Narman Saputo, Nancy Gill Rutherford：Medical Secretary's Standard Reference Handbook. Prentice-Hall，1980.

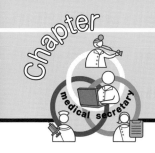

3 医療秘書の役割と業務

1 医療秘書の役割

医療の高度化，専門化は医療内容を多様化させ，医療専門職の領域をさらに細分化させた。その結果，本来の業務以外の事務的業務が増大した。その部分を専門的に補佐し，各専門職が本来の業務に専念してその知識・技能を高度かつ効率的に発揮できるようにするために配置されたのが医療秘書である。

1 医療秘書の役割と定義

医療秘書は，病院長・理事長などの病院経営者や事務長・看護部長などの部門長といった管理者につき，秘書室や医局・病棟に常駐して医師や看護師の業務の補佐にあたり，上司が本来の業務に専念できるようにする役割をもつ。上司のスケジュール管理や応対業務などの秘書的業務や，これまで管理専門職が自身の業務の合間を縫って行ってきた事務的業務を，専門的に担う役割をもっている。

日本医師会は，「医療秘書は，医療の総括的責任をもつ医師の機能の一部を担い，情報の円滑化に資するなど，広くその業務を補佐する者である」と定義している。また，医療秘書教育全国協議会は，「医療秘書とは，近代的医療機関における医療の健全な運営の中で，診療・看護・医療技術の行使に関連する業務を，専門的技術と技能をもって遂行する専門職であり，いわゆる医療チームの一員として，管理者及び専門職の持つ知識や技術が効率よく発揮できるように，専門的な援助と，各部門間の連絡調整にあたり，医療の高度化に寄与する者である」と定義づけている。

現代の医療は，医師のみが患者の治療行為にあたるのではなく，患者を中心にして多くの専門職がかかわって治療にあたるチーム医療である。医療秘書は専門職の補佐にあたるという役割だけではなく，各専門職がスムーズに連携を図れるよう，また，患者と各専門職が円滑にコミュニケーションを取り，信頼関係を保てるよう両者間の潤滑油となり，パイプ役となる調整役としての役割ももつ。

2 医療秘書の職種

医療秘書は，次のようにいくつかの職種でとらえることができるが，基本的な役割は共通する。

- 個人秘書（医学部教授，病院長，事務部長，各部門管理者付き）
- 部門秘書（医局・外来・病棟・各診療部門・研究室の秘書やクラーク，医事課秘書，医師事務作業補助者）

　職種にかかわらず，医療秘書としての役割を十分に果たすことができるようしっかりとした自覚をもち，管理者や専門職の業務，患者の理解に努め，医療秘書としての知識やスキルの向上に向けて自己研鑽を積んでいくことが大切である。

医療秘書に求められる能力 ②

　医療秘書が役割を十分に果たすためには，事務遂行能力と対人能力が求められ，事務遂行や患者・医師・その他の専門職スタッフとの信頼関係の構築には，表3－1の能力が必要となる。医療秘書には，的確な状況の把握と優先順位の判断が重要となる。多くの仕事が集中する状況で，緊急度，時間の制約，内容の重要性，医師の意向，業務の効率性，これまでの前例などから優先事項を判断し，常に冷静で的確な処理ができるよう努め，医師や周りのスタッフからも信頼される仕事を心がけなければならない。次々と入ってくる仕事をただ漫然と処理するのではなく，状況の先行きを見通して段取りをし，時間的無駄をなくして効率よく仕事を処理していかなければならない。上司が時間を有効に使えるよう手順を組んで進め，他部署のスタッフ，患者や外部からの訪問者のさまざまな期待や要請もくみ取って行動することが大切となる。

　また，問題を素早く感知して柔軟に思考し，マニュアルどおりに進めるだけではなく，状況に応じて機転を利かせることのできる臨機応変さも求められる。患者は病院や医師に対する不安感，病気に対する恐れや焦燥感などいろいろな思いをもって来院する。年齢も幼児からお年寄までと幅広い。ときには優しく，ときには毅然とした態度で，冷静さを失っている患者を落ち着かせ，患者の問題点を察知し対応しなければならないこともある。相手の心の動きを敏感に感じ取り，柔軟かつ速やかに行動に移すことができる能力は，患者を安心させてくつろがせ，医師の信頼感を得ることができる。

　医療機関に訪れる患者をはじめとした院内外の多くの人々に対して，礼儀正しく，相手に敬意を払った正しい言葉遣いと話し方，温かみのある感じのよい接遇力が大切とな

表3－1　医療秘書に求められる能力

• 状況判断力	• 人間関係処理能力
• 柔軟な思考力	• 接遇応対力
• 先を読む能力	• 正確な事務処理能力
• コミュニケーション力	• 情報処理管理能力

る。特に，患者にはしっかりとした患者観をもって心理・行動を理解するよう努め，患者の性格・職業・家族構成といった社会的背景を把握するとともに，患者の言葉や表情・態度などをよく観察して，一人ひとりの心理や状況に応じた接遇を心がけなければならない。

　医師との関係では，医師の性格・専門分野・職務権限などをよく把握し，補佐役としての職務範囲を守りながら，的確な対応が求められる。

　各専門職スタッフとは，各々の業務をよく理解して専門性を尊重し，まめに報告・連絡・相談を行って連携を図りながら，信頼関係を築いていくことが大切となる。

個人秘書の業務　3

　大学医学部教授や病院理事長・病院長などの個人秘書の場合，仕事の内容は一般企業の社長秘書とほとんど同じと考えてよい。ただし，上司が医師という医療に携わる専門職であり，診療や手術などの臨床業務から研究・教育の業務もあるため，それを補佐する医療秘書の業務は非常に広範囲に渡る。秘書的業務だけではなく，医療に関する知識やスキルも必要とされ，内科や外科，小児科など上司の専門性によってもその業務内容は違ってくる。

　個人秘書の仕事は，上司の補佐だけではなく，上司に関連する院外の方々や他部門・各専門職スタッフなど非常に多くの人々とのかかわりがあるため，上司とそれらの人々との関係が円滑に進むよう配慮しなければならない。また秘書自身も，教授や院長などの上司と円滑な関係を築くためには，日頃から上司の興味・関心のあるものに目を向けるなどして幅広い教養を身につけ，コミュニケーションを密にすることが大切である。

　個人秘書の主な業務には，下記のものがある。
- スケジュール管理：スケジュール表の作成，調整・管理
- 応対業務：来客応対，電話応対，予約・事後処理
- 文書業務：文書の作成，原稿の清書，ファイリング
- 出張補佐：出張の申請，出張の準備・手配・事後処理
- 会議補佐：会議・カンファレンス・会合の準備，事後処理
- 学会補佐：開催準備・運営，学会資料の作成，事後処理
- 経理管理：会費・旅費などの仮払い，精算，送金手続き
- 対外連絡：院内外への連絡・折衝，伝達・調整
- 情報管理：医学図書や文献の検索・収集・整理
- 交際業務：慶弔の対応，事後処理

1 教授秘書

　大学医学部の教授秘書は，スケジュール管理や来客応対・電話応対の業務の他，文献検索や研究・論文作成の補助業務，学会開催や授業の準備業務などが多くなる。教授の臨床業務や大学関連業務において，秘書に求められている補佐の内容をよく理解し，優先順位を的確に判断しながら，段取りよく遂行していかなければならない。

　大学組織において，教授の下には准教授，講師，研究生など多数の医局員がおり，製薬会社や医療機器会社などの学外からの来訪者も多い。教授の周りのさまざまな関係や状況をよく把握し，それらの関係が円滑に進むよう配慮しながら，業務にあたることが大切である。

● 教授秘書の例

　北川優子（25歳）
　東京中央医科大学　脳神経外科　教授秘書

　北川は，3年前に4年制大学の医療マネジメント学部医療秘書学科を卒業後，この医科大学附属病院の医事課に就職した。大学で勉強した医療保険や診療報酬請求事務の知識，医事コンピュータ（CP）の技能を生かせる職場でもあり，患者との対応も難しいがやりがいがあり，先輩の指示を仰ぎながら，1日も早く一人前になりたいという思いで，積極的に仕事をこなした。

　2年後，脳外科の教授秘書に欠員があり，医療秘書検定1級や秘書検定1級の資格をもっていたことと日頃の気配りのある働きぶりから，事務長の推薦により，教授の秘書に就くことになった。教授は脳外科医として国際的にも活躍しており，臨床，研究，教育と多忙である。

　最初は秘書の仕事を覚えるだけで精一杯で，毎日が緊張の連続であった。

　1年が過ぎた今，やっと仕事の流れが理解できるようになった。教授の下には准教授以下医局員が多数おり，医局秘書や外来・病棟クラークとの連係プレーがなくては仕事が進まないこともよくわかってきた。英語論文や英文レターの清書，海外からの電話や来客も多いため，英検準1級の資格も生かすことができている。

　今から1年後，脳外科の国際学会が京都で開かれることになっている。教授はその学会の大会委員長になっているので，さらに海外とのやり取りが多くなりそうである。

●教授秘書のある一日

8：20	出勤	
	教授室・秘書室の清掃	
8：30	スケジュール・E メールの確認（診療，手術，来客予定，連絡）	
	教授：出勤，本日のスケジュールを確認	
9：30	教授：専門外来診察へ	
	医学雑誌の原稿清書	
	講義資料の準備	
	来客応対（他講座の教授）	
	電話応対（製薬会社の医薬情報担当者（MR[*]）より面会依頼，医学雑誌社より	
	原稿催促，医師会より理事会の出欠確認）	
12：30	教授：外来診療終了	
	留守中の伝言を報告，その後，昼食	
13：30	准教授の来室・アポイントメントなし，研修医の件での打ち合わせ	
14：40	教授：講義，A 号館 305 教室	
	雑誌社へ電話連絡（原稿の件）	
	電話応対（Dr. James Joyce から基調講演の件，高山教授から共同研究の件）	
	郵便物の整理，返信の作成	
	文献の検索・コピー	
	明日の脳外科カンファレンスの準備	
16：30	来客応対（製薬会社部長・アポイントメントあり）	
17：30	来客見送り，応接室の後片づけ	
	電話用件や院内連絡を報告，明日のスケジュールの打ち合わせ	
17：50	教授：東都大学教授退任記念パーティー出席のため，帝都ホテルへ	
	見送り	
18：00	後片づけ，雑務整理，業務終了	

〈＊ MR：medical representative〉

2 院長秘書

　　院長秘書の場合は，スケジュール管理や来客応対・電話応対をはじめ，院長の病院経営における管理業務の補佐が主な仕事になる。教授秘書と同様に，社長秘書と仕事内容はほぼ同じであるが，やはり医師という専門職を補佐するうえで医療に関する知識も求められる。日常の業務のほかに，医学学会の資料作成や理事会・経営企画会議の準備などもある。病院の理念や経営方針，病院内の組織構造をよく把握し，各部署がどのような関連をもち，連携を図っているかをしっかり理解して補佐にあたることが大切である。

● 院長秘書の例

山本　瞳（23歳）
東京国際記念病院　循環器内科　院長秘書

　　山本は，短期大学の経営総合学科医療秘書コースで学び，医療秘書検定準1級と秘書検定準1級を取得した。就職活動では大手の医療機関に絞って粘り強く活動し，希望どおりにこの病院に就職した。

　　最初は医事課の配属になり，受付窓口を担当した。短大で学んだ医療事務や医事CPの知識・技能を生かし，算定業務や応対業務にあたった。日々緊張しながらも，患者との何気ない会話で充実感を得て，精一杯業務をこなしていた。ときには，救急患者がひどい状態で運ばれてくるのを目のあたりにしてショックを受けたこともあったが，持ち前のファイトと正確な仕事ぶりで，徐々に職場の信頼を得るようになった。明るく，気配りのできる人柄は，院内外の人々から大変評価が高く，院長秘書が退職することになったとき，彼女を後任にという人事がすぐに決まった。

　　秘書検定資格はもっているものの，秘書的な業務は初めてであり，院長秘書という重責に身の引き締まる思いであったが，検定の勉強で身につけた知識やスキルを実践で生かそうと，一つひとつ誠実にこなし，毎日張り切って仕事をしている。まだまだ覚えること，勉強することがたくさんあり，先輩の理事長秘書の助けを借りることも多くあるが，多忙な院長の一日を少しでもより効率よく補佐するために，アポイントメントの取り方やスケジュール調整など日ごと工夫を重ねている。

●院長秘書のある一日

```
 8：10    出勤
          院長室・秘書室の清掃
 8：20    スケジュール・Ｅメールの確認（予約診療，来客予定）
          理事長秘書と本日のスケジュールの打ち合わせ，事務連絡
 8：30    院長：出勤，本日のスケジュールの確認・調整
 9：00    院長：予約診療へ
          電話応対（関連病院の院長，来客のアポイントメント，院内連絡）
          医師会月刊誌の原稿清書
          礼状作成
          財団への書類作成
          Ｅメールへの返信
12：30    院長：予約診療終了
          院内連絡の報告，その後，昼食
13：30    午前中作成した書類に印をもらい，各関連部署へ
          医師会への書類を郵送
14：00    院長：回診
15：30    来客応対（取引銀行支店長）
          関連病院開院 20 周年記念祝賀会へ祝電
          郵便物の整理
16：30    支店長見送り
          事務長が打ち合わせのため来室，応対
17：00    明日の予定の確認，配車の準備
17：30    院長：理事会・懇親会へ，見送り
18：00    後片づけ，業務終了
```

部門秘書の業務　4

　医療機関には，診療部門，看護部門，副診療部門，事務部門という４つの中核をなす部門がある。さらに，診療部門では内科や外科など，看護部門では外来や病棟，副診療部門では検査科や放射線科など，事務部門では医事課や地域連携室などといった専門領域に分かれて業務を担当している。各々の部門長の補佐やその部門全体の補完的な仕事をする部門秘書には多種多様な業務があり，診療科目や専門領域によって業務の内容が違ってくる。

部門秘書は部門全体をよく把握し，院内外の関連部署や関連先，それらにおける関係性をよく理解して，相互の連携がスムーズに進むよう，日頃からコミュニケーションを密にしながら，正確で迅速な業務の遂行を心がけることが大切となる。

1 医局秘書

　医局は医科大学や病院などにも存在するが，複数かつ大勢の医師・研修医が集う医局で補佐業務にあたる医局秘書は，直接患者と接することは少ない。医局運営の管理業務や多くの医師らの文献検索・論文作成の補助，学会開催の準備，出張手配などが主な業務となる。

　複数の医師から同時に仕事を頼まれ，仕事が重なることも多く，多忙を極める。また，多数の医師に関連する多数の患者や他の専門科医，連携医療機関などとの関係も存在する。医科大学では他科との共同研究もあるため，他科の医療秘書との連携も大切となる。

　どのような多忙な状況でも仕事の優先順位を的確に判断し，時間配分を工夫しながら効率よく処理していくことが重要となる。

　医局秘書の主な業務には，下記のものがある。

- スケジュール管理：医局スケジュール表の作成
- 会計管理：医局費の徴収・支出管理，慶弔の対応
- 郵便管理：郵便物・配付物の送受信，仕分け
- 備品・消耗品管理：在庫管理，補充，点検
- 学会補佐：資料作成，参加費振込み，開催準備・事後処理
- 出張補佐：宿泊，新幹線・航空券の手配
- 応対業務：院内外の来客応対，電話応対
- 対外連絡：関連部署，外部関連先との連絡
- カルテ管理：搬送，整理
- 環境整備：白衣の管理，清掃，環境整備

● 医局秘書の例

宮崎　咲（21 歳）
日本記念医科大学　第三内科　医局秘書

　宮崎は，医療秘書専門学校の医療秘書コースで医療秘書検定 2 級や医事 CP 技能検定の資格を取得した後，こちらの大学の第三内科講座に就職した。医局秘書を志望していたがなかなか就職が決まらず，あきらめかけていたところに，ここから内定を受けた。

　この講座の教授には教授秘書がおり，医局には医局長をはじめ 20 人の医局員と臨床

研修医が3人いる。当初は名前を覚えるだけでも大変であったが，先輩の医局秘書にいろいろと指導をしてもらいながら，忙しくも充実した思いで仕事に励んでいる。

　医局秘書の仕事は広範囲で，縁の下の力持ち的な地味な仕事が多く，医局員間のコミュニケーションの担い手という役割もある。大学や病院内のさまざまな関連部署の人々とのかかわりもあり，やりがいを感じている。複数の医師から次々と仕事を頼まれたときは混乱しそうになるが，何から手をつけるべきか優先順位をよく考えてから行動している。

　医局の医師らからは，いつも医局内で笑顔で明るくテキパキと仕事をこなしていることを褒めてもらえるようになったが，自分としては電話応対や来客応対などをもっと要領よくスムーズに行えるようにならなければと思っている。

●医局秘書のある一日

8：20	出勤
	白衣に着替え，医局内の清掃，洗い物，片づけ
8：30	各医局員のスケジュールの確認，Eメールの確認
	医師らが出勤後，伝言や申し送りを伝達
	複数の医師からさまざまな仕事の依頼，期限の確認，緊急度・重要度を優先順位づけ
9：00	医師らが外来診察，病棟回診に出た後，各研究室の清掃
	翌月の医局スケジュール表の作成
	文献をCP・図書館で検索
	銀行・郵便局に外出
	手紙の代筆（礼状など）
12：00	医師らの昼食注文，お茶の準備
12：30	昼食
13：30	本日の医局会議の資料作成，医局長と打ち合わせ
14：00	医事課・病棟などへ業務連絡，書類の提出
15：00	来客応対（医療機器会社担当者・アポイントメントなし），医局長へ
15：30	郵便物の仕分け，配付，発送，転送
	電話応対（開業医から紹介患者について問い合わせ）
16：00	会議室の準備
16：30	医局会議（議事録担当：先輩秘書）
	電話応対（経理課から図書費請求書提出の催促，病棟より医師への問い合わせ）
17：30	医局会議終了，医師へ伝言
	会議の後片づけ，医局内の整理整頓
18：00	業務終了

2 病棟クラーク

　病棟クラークは，病棟内のナースステーションにおいて事務処理業務や情報管理業務，患者応対を担当し，医師や看護師の専門職が本来の医療業務に専念できるよう補佐することが大きな役割となる。医事課所属でナースステーションに配属になる形が多いが，最近は予防医学やリハビリテーションを独立した部門とする病院も多く，それらの部門にも配属されるようになった。

　医師や看護師をはじめ，入退院の手続きなどで入退院係，検査予約や検査結果の受取りなどで検査部門，その他リハビリ部門やICU部門などとスムーズに連携を図ることが大切である。また，入院患者やその家族と接することが非常に多く，患者と円滑にコミュニケーションを取ることが重要となる。

　看護業務は直接には担当しないが，看護師の申し送り事項はしっかりと聞いておき，各々の患者の状態や注意事項を頭に入れておかなければならない。

　入院患者からの苦情・クレームの対応や入院患者同士のトラブルの対応をすることもある。患者との関係においては，患者の心理や状況を考慮した応対や接遇スキル，クレームの対応スキルを身につけておくことも大切である。

　病棟クラークの主な業務には，下記のものがある。
- 病棟管理：日程表の作成，管理日誌の記入（入退院の記録，手術，重症，注意事項）
- カルテ管理：入院患者のカルテ作成，記入漏れチェック
- 予約管理：検査・手術の予約
- 文書管理：書類の取り次ぎおよび記入・作成，処理（伝票・食事せんなど）
- 物品管理：病棟内の薬剤・医療材料・備品・消耗品の点検，管理
- 電話応対：院内外の電話応対，ナースコールの取り次ぎ・対応
- 患者応対：患者・家族・来訪者の対応
- 苦情対応：患者・外部者からのクレーム対応
- 回診補佐：準備，回診記録の記載
- 環境整備：ナースステーション内の清掃，白衣の管理

● 病棟クラークの例

　有村久美（23歳）
　国際総合病院（救急指定）　外科病棟

　有村は，医療秘書専門学校の病棟クラークコースで医療秘書業務や病棟クラーク業務を学び，医療秘書検定2級や医事CP技能検定の資格を取得して，この病院に就職した。

最初は医事課の受付窓口を担当していたが，1年前に病棟クラーク職が空いた際に真っ先に志願し，ナースステーションに配属になった。

　先輩クラークにいろいろと教わりながら，カルテ，伝票（検査伝票，処方せん，食事せん），承諾書（検査・手術），各種報告書などの事務処理を中心に，電話応対や患者応対，ナースコールの連絡など，さまざまな仕事が発生する忙しい毎日である。看護師からの指示で，不明な点などは積極的に質問し，確認をして正確な仕事を心がけている。また，各部署との連携業務がスムーズに進められるようナースステーション内の日程表を作成するなどの工夫をしている。患者同士でトラブルが生じた場合などでも，患者には一人ひとり公平かつ臨機応変に対応するように努めている。

　最近ようやく，先輩クラークと並んで，医師や看護師からも病棟クラークとして信頼を得ることができるようになってきたと思う。自分としては，専門学校時代に勉強した医学用語はカルテのチェックなどの際にとても役立っているが，医学や薬理などの勉強がまだまだ必要であると感じている。

●病棟クラークのある一日

8：10	出勤
	白衣に着替え，ナースステーション内の清掃
8：20	本日の入退院，他科への外来診察・検査などの確認
8：30	病棟内全体の申し送りに参加
	病棟管理日誌に必要事項を記入（前日の入退院患者の名前，部屋番号，主治医，病名）
	医療材料・薬剤の在庫確認，発注伝票の記載
9：00	医事課・他部門への業務連絡
	入院・退院対応，カルテ作成，必要書類の記載・チェック
10：00	回診先からの伝票作成（検査，他科受診，各部署への手配）
12：30	昼食
13：30	手術前カンファレンスのリスト作成
14：00	患者の家族へ面談のアポイントメント
15：00	入退院係へ空床報告
16：00	物品の点検・在庫管理
	エックス線フィルム・カルテの整理，ファイリング
16：30	病棟全体の午後の申し送りに参加
17：00	病棟クラーク担当内で，本日の業務および明日の予定を確認
17：30	緊急入院もなく，業務終了

③ 医事課秘書

　病院の受付窓口は，患者が医療スタッフと最初に接する場所であり，病院の顔とも言われている。特に午前中に多くの患者が集中して来院し，製薬会社のMRや医療機器会社の担当者など多くの来訪者もあり，多忙を極める。受付担当の正確で迅速かつ温かみのある対応は，患者への印象や医療機関自体にも大きな影響を与える。逆に，受付の事務処理が非効率であったり，不公平な接遇や患者の心理状況を考慮しない応対をしたりすると，患者からの苦情やクレームにつながるなど病院の評判を落とすことになる。ほとんどの病院はこの受付会計業務を医事課の職員が行っている。個人開業医の場合は，受付から会計，レセプト作成などの医療事務業務のすべてを医療秘書が担当する。

　病院の顔としての自分の役割が，患者の満足，病院の評価につながっていることをしっかりと自覚し，患者応対や接遇技能の向上とともに，医学・医療に関連する知識，そして豊かな人間性を高める努力をしていかなければならない。

　医事課の受付会計業務には，下記のものがある。
- 予約管理：診察予約・変更の管理
- 受付業務：診察申込書の記載依頼，保険証の確認，診察券の発行
- 会計業務：医療費の計算・徴収，未収金の回収
- カルテ管理：患者基本情報の作成・入力・整理・管理
- 文書管理：診察申込書・問診票・検査同意書などの管理，医療文書の受け渡し
- 患者応対：苦情・クレームの対応，ご意見箱の管理
- 来客応対：院内外の来訪者の対応
- 電話応対：院内の関連部署や院外の関連先の対応
- 備品・消耗品管理：備品の点検・在庫管理・補充
- 環境整備：医事課受付内・待合室の整理整頓

● 医事課秘書の例

三上菜摘（21歳）
東京総合病院　医事課　総合受付

　三上は，短期大学のキャリア総合学科でビジネス実務や医療事務を学び，ビジネス系の検定や診療報酬請求事務，調剤薬局事務など多くの資格を取得した。就職は一般企業にするか医療機関にするか迷ったが，将来性を考えて医療機関に進むことに決め，この病院の医事課に就職した。

　一日平均約800人の患者の応対に追われる毎日で，特に午前中は目の回る忙しさであるが，やりがいを感じている。まだ1年が過ぎたばかりでやっと慣れたところであり，

一番難しいのは，症状を訴えられて適切な診療科を判断することである。患者をたらい回しにしないよう，わからないときは時間がかかってもベテランの先輩や看護師に聞き，いいかげんな応対はしないように心がけている。

　受付業務は，救急患者について迅速に判断して行動する必要がある。医師や看護師に連絡し，できるだけ早く診察してもらうために機転を利かせられるよう努めている。また，受付には苦情やトラブルもよく持ち込まれるので，落ち着いて冷静に対応するようにしている。最後の会計業務では，診療内容や医療費の計算に間違いがないよう正確な仕事を心がけている。今後は，できるだけ患者を待たせないよう迅速さも身につけなければならないと思っている。

●医事課秘書のある一日

8：10	出勤 制服に着替え，受付内の清掃・整備
8：20	診察予約を確認
8：30	受付業務開始 ・初診，再診の受付（初診は 7：30 より整理券を発行し，混雑緩和） ・保険の種類を確認 ・カルテ作成・入力 ・新患登録
9：00	診察開始 ・医療費の算定，会計 ・診察券の発行 ・医療文書の受け渡し ・次回診察日の確認
11：30	受付終了
12：00	受付終了後の診察申し込みの対応
12：30	交代で昼食
13：30	本日受診患者のカルテ内容を確認，カルテの整理
15：00	医事課長への来客応対（製薬会社の MR・アポイントメントあり）
15：30	文書の確認・整理・ファイリング
16：30	救急患者の連絡あり，対応 関係部署へ連絡，診察申し込み用紙とカルテを用意，待機
17：30	本日の患者数，診療内容，診療費会計の総点検 明日の診療予約を確認
18：00	業務終了

4 医師事務作業補助者

　医師事務作業補助者は，近年になって診療報酬算定項目としても設置されるようになった新しい職種である。2004（平成16）年に臨床研修医制度が新しく変わり，地域における医師の偏在化や各医療機関の医師不足，病院勤務医の過重労働などが顕在化することとなった。これにより，日々の診療や手術といった医療行為に加え，診断書や各種証明書の作成など，医師の事務作業の負担がさらに大きくなった。それらの状況を受けて，これまで医師が多忙な時間を割いて行ってきた事務作業の負担を軽くし，本来の専門業務に専念できる状況を整えるために，新しい職種として位置づけられたのがこの医師事務作業補助者の職種である。医療文書の作成やカルテの代行入力を専門に担当することで，医師は医業に専念することができるようになり，今後もより一層，医師にとってはなくてはならない存在となっている。

　医師事務作業補助者の業務内容は表3－2のとおり，その範囲が厳密に規定されている。業務として行ってよいものと認められていないものをよく把握して行動することが大切である。また，組織的にもしっかりとした体制が構築されていくことが望まれる。

　医療機関で取り扱われる医療文書の種類は，カルテをはじめ診断書，証明書，申請書，届出書，調査書，報告書など数十種類があるが，医師事務作業補助者が作成をゆだねられる文書の例として，診断書（図3－1），紹介状（図3－2），診療情報提供書（図3－3），手術・検査同意書（図3－4），入院診療計画書（図3－5）を示した。

　これらの業務を専門に担当するには，医療法や医師法，健康保険法などの関連法規，医療用語や診療の内容，カルテの記載や入力・管理などの知識が求められる。医療文書の重要性を十分に理解するとともに，確実な受け渡しと慎重な取り扱いを心がけ，最新の社会情勢や医療の動向に常に関心をもって知識を向上させていくことが大切である。

表3－2　医師事務作業補助者の業務

認められている業務	認められていない業務
＊医師の指示の元に行うこと ・医療文書の作成 ・電子カルテの代行入力 ・診療データの管理 ・がん登録，統計・調査業務 ・救急医療情報の管理	・受付会計の窓口業務 ・診療報酬の請求事務 ・病院の経営データの管理業務 ・看護補助の業務 　　　　　　　　　　　　　　　　　など

● 医師事務作業補助者の例

上田美穂（23歳）
横浜記念病院　医師事務作業補助室

　上田は，医療秘書専門学校で医療秘書業務や医療事務の知識を身につけ，医療秘書検

定2級や医事CP，医師事務作業補助者の資格を取得し，念願の総合病院に就職した。

　最初は医事課の受付窓口業務を担当していたが，医療事務業務よりも学生時代から学んでいた医師事務作業補助業務のほうが自分としては好きであり，自分の性格に合っていると感じていた。そのため，医事課長から医師事務作業補助室への異動の打診があったときは，喜んで承諾した。

　日々の業務はさまざまな書類の作成だけではなく，問診票記載や検査内容の説明など直接患者と接する業務もあり，やりがいを感じている。患者にはわかりやすい言葉でていねいな応対に努め，安心してもらえるよう自分なりに工夫をしている。文書作成の際は，カルテを読み取る情報を間違えないよう正確な作業を心がけ，また，文書に重要ポイントが盛り込まれているか念を押して確認するようにしている。最近は，医師から一度の確認で済むようになり，「本当に助かるよ」と感謝してもらえるようにもなった。電子カルテの代行入力では，専門用語をもっと理解して使えるようにならなければいけないと感じている。

●医師事務作業補助者のある一日

8：10	出勤
	制服に着替え，医師事務作業補助室の清掃
8：20	外来で本日の業務予定について，受付事務職員・外来看護師とミーティング
	（受診患者，担当医師，診察・検査，受渡し文書など）
8：30	外来診察室にて業務開始
	・本日の紹介患者・再診患者の予約状況をCPで確認，段取り
	・初診患者への診察申込書・問診票の説明，問診聴取・CP代行入力
	・診察内容・所見をCP代行入力
	・初診・再診患者への各種検査の説明と同意書記入依頼
12：30	昼食
13：30	作業補助室にて
	・本日受診患者のカルテ記載内容，新規病名をCPで確認，登録
	・診断書，手術・検査同意書，通院証明書，入院証明書を作成，医師の確認後，医事課へ搬送
	・診療情報提供書・返書の作成，地域連携室へ搬送
16：30	地域連携会議に出席
17：30	本日の受診患者，業務の進捗状況，明日の予約患者について，作業補助室内の担当者2人でミーティング
18：00	作業補助室内の整頓，業務終了

診　断　書

住　所 _____

氏　名 _____ 男・女

生年
月日 _____ 年　　月　　日

診　断： _____

_____

_____

_____

_____

_____

_____

_____

_____

上記のとおり診断いたします

年　　　月　　　日

医師　　　　　　　　　　　　㊞

図3-1　診断書（例）

紹　介　状

肝機能専門病院　斎藤　学　先生　御侍史

拝啓　先生におかれましては，ご健勝のことと存じます。
患者　阿部　貴子　様をご紹介申し上げます。
　何卒ご高診の上，宜しくご治療・ご指導の程，お願い申し上
げます。

敬具

附記
　当院にて検査の結果，C型肝炎（HCV1b型）と診断致しました。
インターフェロン治療のため，○○年3月より貴院での入院並
びにご加療の程，宜しくお願い申し上げます。
　詳細につきましては，別添の診療情報提供書をご参照頂けま
すよう，お願い申し上げます。

　　　　　　　　　○○年　2月　28日

　　　　　　　御徒町内科診療所　桜田　雄太　　㊞

図3-2　紹介状（例）

診療情報提供書

年　　月　　日

医療機関

主治医　　　　　　　科　　　　　　　殿

病　院

TEL
FAX
科　　　　　　　　　印

（患者）
氏　名＿＿＿＿＿＿＿＿＿＿様　男
　　　　　　　　　　　　　　女　　　　　年　　月　　日生

上記患者様をご紹介申し上げます。ご高診の程よろしくお願いいたします。

紹介目的

患者に関する留意事項

主訴, 病名, 状態像

図３－３　診療情報提供書（例）

手術・検査同意書

病院長　殿

手術・検査名：

　私は，上記の手術・検査を受けるに際し，別紙の説明書に記載された事項について
理解できましたので，必要な医療措置を受けることに同意します。
　なお，このたびの手術・検査に関連して，緊急の場合または医学上の立場から措置
の変更をする場合には，その措置を受けることについても同意いたします。

　　　年　　　月　　　日記入

　　　　　　　　　　　　　　　　　〒
　　　　（患者様本人）現住所　：＿＿＿＿＿＿＿＿＿＿＿＿＿＿＿＿＿＿＿＿

　　　　　　　　　　　　氏　名：＿＿＿＿＿＿＿＿＿＿＿＿＿＿＿＿㊞

　　　　　　　　　　　　　　　　　〒
　　　　（ご 家 族）現住所　：＿＿＿＿＿＿＿＿＿＿＿＿＿＿＿＿＿＿＿＿

　　　　　　　　　　　　氏　名：＿＿＿＿＿＿＿＿＿＿＿＿＿＿＿＿㊞

　　　　　　　　　　　　（続柄：　　　　　　）

◆　患者様の手術・検査にあたっては，ご家族の方が十分に理解されていることが望ま
しいので，ご家族の署名をお願いしています。（ご家族の範囲については，原則として，
配偶者，父母，子，兄弟（姉妹），孫，祖父母，その他同居家族とします。）

◆　患者様の容態により，ご本人様からの了解を得ることが困難であるときは，ご家族
の了解をもってこれに代えさせていただきます。（患者様が未成年の場合は，法定代理人
である親権者とします。）

図3−4　手術・検査同意書（例）

入院診療計画書

(患者氏名)　沢田　孝志　様

○○年　3月28日

病棟（病室）	○○病棟△△号室
主治医以外の担当者名	看護師，栄養士，薬剤師，麻酔医
病名 （ほかに考え得る病名）	頸部脊椎症（主），高血圧症
症状	右上肢のしびれと脱力 保存的治療を行ったが，脱力としびれが改善せず手術となる
治療計画	手術　脊椎固定術（前方錐体固定）
検査内容および日程	内容：血液検査，ECG（心電図），MRI（頸髄），X線（頸椎） 日程：3月28日
手術内容および日程	内容：脊椎固定術 日程：3月30日
推定される入院期間	7日〜8日
その他 ・看護計画 ・リハビリテーション などの計画	術後，リハビリテーションの計画あり

注1）　病名などは，現時点で考えられるものであり，今後検査などを進めていくに従って変わり得るものである。

注2）　入院期間については，現時点で予想されるものである。

(主治医氏名)　春日　　　　　　㊞

(本人・家族)

図3-5　入院診療計画書（例）

参 考 文 献
- 木津正昭：最新医療事務入門. 医学通信社, 2017.
- 小林利彦・町田次郎・岡野絹枝ほか：医師事務作業補助－実務の手引き－. 西文社, 2014.
- 田中伸代編：改訂版現代医療秘書－役割と実務－. 西文社, 2018.
- 友安直子編：プロに学ぶ患者接遇. 医学通信社, 2008.
- 佐藤啓子編：医療秘書実務. 嵯峨野書院, 1989.
- Kinn ME, Perge E：The Medical Assistant Administrative and Clinical. Saunders, 1981.
- Haverty JR：Webster's Medical Secretaries Handbook. Merriam Websters, 1992.

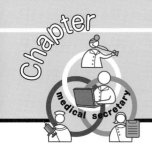

4 医療秘書の実務

医療秘書の職務知識 ① ①

医療現場では医療スタッフだけでなく，さまざまな年齢・性別・職業の人や医薬品やリネンなどの業者の人，近年では外国人など，たくさんの人が来院するため，多様な対応が求められる。医療秘書はチーム医療の一員である。患者に対して最高の医療を提供するために，正しい職務知識を学び，ホスピタリティマインドを基本に患者対応をすることや，医師・医療スタッフのパイプ役となり，医療現場で専門性を発揮できる医療秘書をめざそう。

1 医療スタッフとして求められるスキルと人材

- 協調性のある人：コ・メディカルの一員として求められている。
- コミュニケーション能力：挨拶がしっかりできることや職場に適した会話ができる。
- 判断力がある人：仕事の手順や優先順位を正しく理解し，効率よく業務ができる。
- 守秘義務が守れる人：医療現場はたくさんの個人情報があり，情報を漏らさない。
- 向上心のある人：業務に関する新しい情報を得て，前向きに自ら学ぶことができる。
- 身だしなみがきちんとしている人：清潔感を与え，相手に不快な印象を与えない。

> **ポイント**
>
> 医療スタッフ一人ひとりの態度やふるまいにより病院全体が評価される。
> 個人プレーのように勝手な行動をせず，チーム医療の一員であることを念頭に置き，常に協調性をもつよう心がけることが重要である。

2 医療秘書の基本

（1）身だしなみの基本

医療秘書は外部の人と接することが多い。相手に不快感を与えないように身だしなみを整える。以下のことに注意しましょう。

- 清潔感がある：特に医療現場では衛生的であることが重要である。
- 機能的である：仕事がしやすいスタイル，動きやすく安全性の高い履物。

- 色柄に注意する：過激なデザインや病気を連想させる色などは避ける（血液を思わせる赤色などは患者によっては不快である）。
- 髪型や化粧：つねに清潔で仕事の邪魔にならないヘアスタイル。派手な色のメイクやマニキュア，香りの強いものは避ける。
- アクセサリー類：邪魔になるものは身につけない。公私の区別をつける。

> **◆ ポイント**
>
> 　清潔・安全・機能的である必要性を十分に理解し，リスク管理・医療安全につながる身だしなみとする。

（2）守 秘 義 務

　医療現場には多数の個人情報がある。決して外部へ漏らすことは許されない。モラルをもって業務にあたることが重要である。知り得た情報をインターネット（SNS等）に勝手に掲載することは違法行為である。

- 患者に関する情報：傷病名，既往歴，治療方法，保険証，マイナンバーカード検査データ，個人が特定できるすべての情報。
- 病院経営に関する情報：医師や看護師，医療従事者などの個人の情報や経営に関する情報は漏らしてはいけない。
- 医療文書類：医療現場には多数の文書があり，ほとんどが秘文書である。代行入力などで得た情報を外部に漏らすことは法律違反である。
- 秘文書の扱い：持ち歩くときは，秘文書であることがわからないようにする。廃棄する場合は，シュレッダーを使用する。

（3）業務の仕方
1）指示の受け方
- 指示の内容を正確に把握する。メモの用意をするとよい。
- 質問や意見がある場合は，指示をすべて聞いてからにする。
2）仕事の仕方
- 仕事の期限を守る（長期に渡る場合は中間報告をする）。
- 優先順位を考え，効率よく仕事をする。
- 指示などを受けた場合，内容を確認し，仕事が終了した時点で報告する（かくれんぼう式，図4−1）。
- 仕事の内容がわからないときや，迷うときは相談する。
- 報告は結論から述べる。

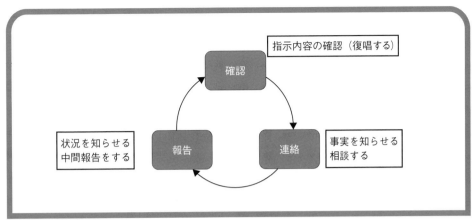

図4－1　かくれんぼう式

3）時間や約束を守る

- 出勤時間はもちろん，仕事の予定時間，休み時間終了などの時間を守る。
- 緊急な場合は，早急に上司や職場の人に連絡をする。

4）定型業務と非定型業務についての内容をマニュアル化する

- 非定型業務（非常事態が発生したとき，予定外のできごとが起きたとき）についても，どのように対応するかを普段から考えておくとよい。

P ポイント

- 職場のマナーを守ることで，職場全体の仕事がスムーズに進み，医療ミスを防ぐことができる。
- よりよい人間関係を構築するために，挨拶や声がけを自ら進んで行う。

5）ハラスメント

　ハラスメントといわれるものは，30種類以上もある。一緒に働く仲間だけでなく，医療現場では患者に対してもしてはならない行為である。

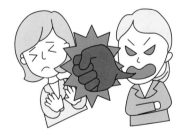

〈パワーハラスメントの定義〉

　同じ職場で働く人に対して，職務上の地位や人間関係などの職場の優位性を背景に，業務の適正な範囲を超えて，精神的・身体的苦痛を与える，または職場環境を悪化させる行為である。

〈ハラスメントの代表的種類〉

　以下の行為は犯罪行為となり，民法・刑法では違法行為として罰せられる。

- 暴行・障害（身体的な攻撃）：人をたたく，ものをなげつける等。
- 脅迫・侮辱（精神的な攻撃）：大声で叱責する，ひどい暴言等。
- 仲間外し・無視する：職場環境が悪化する，会話をしてくれない。

- 仕事の妨害・過大な要求：過大な仕事を押しつける等。
- 仕事を与えない，過小な要求：その人の能力より低い仕事だけ命じる。
- 私的なことに立ち入る（個の侵害）：個人的なことに過度に立ち入る。

〈ハラスメントをしないために〉

- 人格尊重：お互いを尊敬し合い，思いやりをもつ。
- コミュニケーション：挨拶や良好なコミュニケーションを心がける。
- お互いを支え合う：孤立しない環境をつくり，お互いに助け合う。
- ストレスをためない：自分に適した方法でストレスを解消する。

〈アンガーマネジメントをする：怒りを調整する〉

　怒りの感情が現れたときは，深呼吸をしてクールダウンしたり，ちょっとその場から離れることで怒りを抑えることができる。感情的になると言葉が乱暴になり，イライラ感が強くなる。仕事のミスが増えたり，一人ひとりの感情が職場全体に影響することで，職場環境の悪化につながりかねない。穏やかな気持ちで働くことが大事である。

人間関係とコミュニケーション ②

　良好な人間関係を築くためには，相手に合わせて適切な言葉を使いコミュニケーションをとることが大切である。ここでは，正しい言葉遣いを身につけましょう。

1 敬語・接遇用語

（1）敬　　語

　敬語には，尊敬語，謙譲語，丁寧語の３つがある。表４−１に一例を示す。

- 尊敬語：相手の動作・状態を高めることで，相手に対して敬意を表す。職場では，年齢の差や地位の差，先輩後輩の差などの立場の差を埋めるために使用する。
- 謙譲語：自分の動作をへりくだることで，相手へ敬意を表す。尊敬する相手や大切な人に自分のことを表す。
- 丁寧語：丁寧な表現で敬意を表す。

　敬語を二重に使うことを二重敬語という。いんぎん無礼になるため，使わない。

　例）（誤）お戻りになられました　→　（正）お戻りになりました　（正）戻られました

（2）接 遇 用 語

　患者やその家族，外部の人に接する際に使用する言葉。尊敬語・謙譲語を使い話すだけでなく，相手への思いやりの気持ちを表現するものである。表４−２に一例を示す。

表4－1　尊敬語・謙譲語の例

例	尊敬語	謙譲語（自分の動作）	謙譲語（相手の動作）
書　く	お書きになる	お書きする	お書きいただく
読　む	お読みになる	お読みする	お読みいただく
来　る	いらっしゃる	うかがう，まいります	起こしいただく
見　る	ご覧になる	拝見する	ご覧いただく
言　う	おっしゃる	申します	おっしゃる

表4－2　接遇用語の例

例		接遇用語
呼称	自分（自称）	わたくし，わたし
	相手（対象者）	○○様，○○さん
	付き添いの方	ご家族様，お連れ様，ご一緒された方
	自分の職場	弊社，当社，こちらでは，当院，わたくしども
場所	あっち	あちら
	こっち	こちら
	どっち	どちら
	そっち	そちら
そうです		さようでございます
します		いたします
できません		いたしかねます
知っていますか		ご存知でしょうか
椅子に座って待ってください		椅子におかけになってお待ちくださいませ
すみません		申し訳ございません
言っておきます		申し伝えます

2 医療現場のコミュニケーション

- 出勤時，退社時，休み時間前後，席を空けるときなど積極的に挨拶をする。
- お世話になったときは，お礼の言葉で感謝の気持ちを伝える。
- 仕事でミスをしたときは，早めにお詫びをする。
- わからないこと，迷うことは一人で悩まず上司や先輩に相談し，勝手に行動しない。
- 電話をしている人がいるときは，静かに邪魔をしないように配慮する。
- 医師の診療中は，業務の邪魔にならないよう十分に配慮する。

- 名前を呼ばれたり，声をかけられた場合，相手に伝わるような返事をする。
- 感情的になったり，人の悪口や陰口を言うことは，人間関係の乱れにつながるため気をつける。
- 仕事と関係がない話題は，仕事の集中力をなくしミスにつながるためしない。
- 業務連絡および伝言等は忘れずに，伝えるべき相手に伝えなければならない。

3 患者とのコミュニケーション－患者を理解する

　患者は，病気への不安や治療への恐怖など複雑な思いを抱えながら来院する。たくさんの病院の中から選んで来てくださった感謝の気持ちを込めて，安心して受診いただくために思いやりをもち，丁寧で優しい態度・言葉で対応しなければならない。

（1）初診の患者

　受付は病院の顔であり，第一印象が病院の評価につながる。

　患者は病院の受付・会計システムや診察室・検査室など，何もわからない。丁寧に説明・案内をすることが大切である。

　※患者を名前で呼ぶ場合は「お名前でお呼びしてもよろしいでしょうか」と確認する。

（2）通院中の患者

　来院する患者が，保険証・診察券・その他必要なものを忘れても責めたりきつく注意したり，指示的な態度で対応しない。また，顔見知りや親しい患者に対する馴れ馴れしい言葉遣いや態度には注意する。

（3）入院中の患者

　精神的に不安定になったり，不自由な入院生活でわがままな要求をする患者もいるが，冷静に落ち着いて対応し，要求に応えられないときは患者が理解して納得できるように説明をする。

（4）障がいのある患者

　患者の不自由なことに合わせた対応をする。
- 歩行困難な患者には，必要であれば車椅子の準備をする。
- 目が不自由または書字が困難な場合，診療申込書や問診表など可能な限り代筆する。
- 聴覚障害のある患者を呼ぶ場合は手話や肩に触れ案内するとよい。会話の際には筆談ができるようにメモやタブレット・電子メモパッドなどの準備をする。何もない場合は手書き文字（手のひらに指で文字を書く）などで会話が可能である（図4－2）。

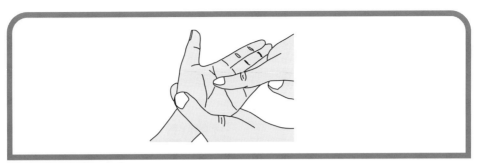

図4-2　手書き文字

（5）高　齢　者

認知症，フレイルなどにより介護を必要とする患者が増えている。

- 診療日を間違えるなど，勘違いするときもあるが，思いやりをもって対応する。
- 受付や会計など施設内の機械化が進み，高齢者がスムーズに使えない場合，側で使い方を説明しながらお手伝いをする。
- 耳が不自由なために，呼ばれても気がつかないことや，説明が理解できない場合がある。話をするときは，急がずゆっくりと，言葉ははっきりと正確に伝え納得したかを確認しながら話す。
- 高齢の患者には，家族や介護施設のスタッフおよび成年後見人が付き添うことがある。そのような方へも失礼のないように対応する。

> **P ポイント**
>
> 　成年後見人とは，自分で何かを決定する能力のない人を支援する立場の人であり，本人の代理人として法的権利がある人のことである。

（6）外　国　人

いろいろな国から日本へ来日している外国人が年々増えている。

- 日本の病院システムについて知らないこと，母国と文化が違うことなどで外国人は大変不安を感じている。安心感を与えるように対応する。
- 言葉が通じないことが一番の問題であるが，便利なツールがたくさん出ている。最近では指で示しながら会話ができる『指差し英単語』や病院スタッフ向けの『英会話』の本，タブレットの普及によりインターネットを使用した同時通訳ソフトなども開発され，外国人への対応がスムーズにできるようになり，便利である。

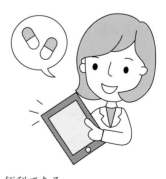

- 言葉が通じないからと避けるのではなく，ボディランゲージなどを使い，理解していただけるように接することが大事である。
- 医療費について，誤解やトラブルが生じないように，しっかり説明をする。

（7）来 客 対 応

病院にはいろいろなお客様や業者，行政関係の方が来訪する。

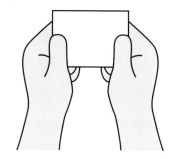

- 名刺や書類などを受けとるときは，名前を確認し「頂戴いたします」と言い両手で丁寧に受けとる。
  来客と離れてから，来客日・来客の用件・来客の特徴などを名刺にメモしておくとよい。
- アポイントメントがある場合はそのままご案内するが，ない場合は勝手に判断して対応せず，用件を確認してから上司に伝え指示に従う。
- クレームがある客や，招かざる客が来訪した場合，それに対する担当者へ連絡し応対してもらう。

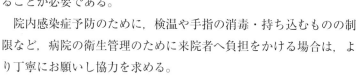

医療秘書の実務 3

1 受 付 業 務

病院の受付業務は多様化している。直接来院する患者だけでなく，電話やインターネットを利用した診療の申し込みやオンラインによる診療などが一般的となり，いろいろな受付業務に対応できることが医療秘書には求められている。それぞれの対応の仕方を身につけることが必要である。

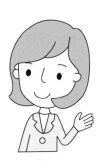

院内感染症予防のために，検温や手指の消毒・持ち込むものの制限など，病院の衛生管理のために来院者へ負担をかける場合は，より丁寧にお願いし協力を求める。

（1）患者診療受付業務

病院の受付には，総合受付・診療科ごとの受付・検査窓口・入院窓口・会計窓口など，多くの窓口がある。

1）初診・再診・再来

安心感・信頼感を与える接し方を心がける。

- 受付の応対により，病院のイメージに大きな影響を与える。ホスピタリティを意識して丁寧な対応をすることが大切である。
- 自動受付機や自動支払機は，機械により使い方が異なる。操作がわからずに困っている患者を見かけたら積極的に声をかけ，使い方の説明やお手伝いをする。
- 名前を呼ばれることに抵抗がある患者もいる。あらかじめ名前で呼ぶことの了承を得て，拒否される場合は受付番号などで応対するなどの工夫をする。
- 窓口での確認しなければならないことはたくさんある。漏れることがないように注意する。保険証や診察券を忘れたり紛失した患者を責めてはいけない。

受付での確認事項例
- 保険証　・マイナンバーカード　・診察券　・紹介状　・問診票　・診察申込書
- 検査予約票　・インターネット診療予約メール　・オンライン診療申し込み
- 公費負担医療券　・お薬手帳や処方箋アプリの提示（入院時など）　・その他

2）インターネット・オンライン・Fax による受付

最近はインターネットを使用した診療予約申し込みが増加している。パソコンやタブレットまたはモバイル向けオペレーティングシステム（スマートフォン）などを使い，いつでもどこでも診療予約が可能であり，問診票の入力も可能になっている。

予約の空き時間や診療日の確認もでき，予約受付確認のための返信メールも自動で行えるため，患者も病院側もたいへん便利である。新たに LINE によるお薬予約や服薬指導も可能となった。

しかし，医療機関ごとにシステムが異なるため，使い方がわからない患者に対しては丁寧に説明が必要である。

医療機関ではファクシミリ（Fax）を使用したやりとりも多く，送信先の Fax 番号を間違えるケースが問題になっている。Fax の送受信は慎重に行わなければならない。

処方箋を調剤薬局へ Fax で送信する場合，薬局の連絡先（Fax 番号）や患者の情報をしっかり確認し，誤送信のないように十分気をつける。

反対に調剤薬局から病院へ疑義照会をする場合も，医療機関の連絡先を確認し，患者の個人情報が漏れないように注意する。

医療業界の特別な用語「疑義照会」とは

　患者（家族も含む）が保険調剤薬局に処方箋を持参する際，その処方内容に疑問点や不備がある場合に確認するため，処方箋を発行した医療機関に薬剤師が問い合わせることをいう。例えば，薬剤名・用法用量・併用禁忌などや，薬学的に問題がある場合（アレルギー・飲み合わせ等），医薬品医療機器等法の承認内容と異なる適応症への使用が疑われるときなどである。

　電話で問い合わせる場合もある。Fax で送信する場合は，日頃から定型文を準備しておくとよい。

　初めに依頼するための挨拶，最後に多忙な受け手への配慮の挨拶を添える。

〈疑義照会時に薬局や医療機関等で記録する内容例〉
- 疑義照会した日時・時間
- 担当薬剤師の氏名，印鑑
- 回答者の氏名，印鑑
- 質問した内容
- 回答の内容

　規模の大きい病院では回答するまでに時間を要する場合もあるが，速やかに対応できることが望ましい。

　疑義照会は医療事故を防止し，患者の安全性を確保するための重要なものである。

（2）会計窓口業務

　診療が終われば，早く帰りたいと思っている患者は多い。会計の待ち時間が長いと患者はイライラしてくる。むだ話をせず業務に集中してスピーディで正確な会計ができるよう努力する。

　支払いは現金だけでなく，カード払いや振り込みなど，さまざまである。医療費自動精算機（図4-3）の導入や，Web を使った「あと払いシステム」により，窓口での支払いが少なくなってきている。多様な会計システムへの対応を求められれている。

- 会計金額に間違いがないよう，十分に気をつける。
- 金銭授受をする場合，相手の正面（理性のゾーン）でやりとりをすることが間違い防止になる。
- カードでの支払いなどに付随する個人情報の取り扱いに注意する。
- 医療費について説明を求められた場合は，

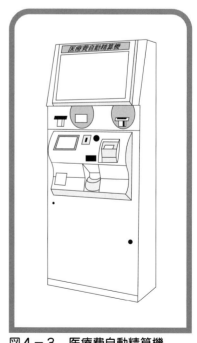

図4-3　医療費自動精算機

勝手に答えず担当者から説明してもらう。

- 会計の順番が前後することで，患者同士がトラブルになったときは，事情を丁寧に説明し納得していただく。
- ただちに医療費を支払えない患者には，支払い相談窓口を紹介し対応する。
- 医療費自動精算機の使い方がわからず困っている患者には側に寄り添い丁寧に説明する。
- 外国人の医療費は，全額自己負担の場合や保険が適用される場合など，患者ごとにさまざまである。十分に確認し請求しなければならない。

> **外国語の会計対応**
>
> 外国人の対応で困ることは，言葉の壁である。会計のトラブルも増えている。
> 世界共通語の英語が通じない場合もあるが，最近ではインターネットによる多言語用の通訳アプリや通訳器，リアルタイムで通訳可能なシステムが多数ある。外国語だけでなく手話通訳ができるものもある。イラストを指でさして会話ができる本もある。

2 電話・オンラインでの応対

電話の応対は，病院のイメージに大きく影響する。顔がみえないため声だけが頼りである。病院は患者だけでなく幅広い業界からも連絡がある。院内・院外のどのような相手でも丁寧な応対をすることで，信頼と安心感を与えてよい評価を得ることができる。

オンラインによる対応として，オンライン診療があげられる。最近では，新型コロナウイルス感染症（COVID-19）拡大の背景で，大きく注目されるようになった。新たな診療概念として，長期的に発展していくものと考えられている。

（1）電話のかけ方
1）院内での応対
- いきなり用件に入らず「ただいまよろしいでしょうか」と相手の都合を確認する。
- 上司へは敬語を使うなど，言葉遣いに注意する。
2）院外への対応
- 相手の連絡先を確認する。
- 話す内容を確認し，内容が複数あるときはメモをしておく（相手に伝えたことをチェックしながら話すことで，伝えなければならないことをすべて忘れずに伝えられる）。

- 病院名と自分を名乗り，連絡する相手かを確認し「○○の件でお電話いたしました。ただいまよろしいでしょうか」と聞いてから話に入る。
- 相手が不在の場合は，伝言をお願いする。その場合「伝言をお願いしてもよろしいでしょうか」と確認してからお願いする。
- 連絡が終了後「失礼いたしました」と挨拶をして，相手が電話を切ってから静かに受話器を置く。

  注意：騒音や笑い声などは相手に聞こえてしまうため，周りの環境に注意する。

  　　　電話が何かの理由で切れた場合，かけた側がかけ直す（相手にもよる）。

（2）電話の受け方

つねにメモができるように，メモ用紙と筆記用具を用意しておく。

1）院内での対応

- 着信音が鳴ったら，なるべく早く出る。3回以上着信音が鳴った場合は「お待たせいたしました」など，最初に伝える。
- 部署名と自分を名乗る（同性のスタッフがいる場合は，フルネームで伝える）。
- 用件を聞く。
- 名ざし人に取り次ぐ場合は，「少々お待ちください」と伝え，電話機の保留音を設定してから替わる。
- 緊急の場合・至急の用件の場合は，優先順位を考え機敏に対応する。
- 他部署へ電話を取り次ぐ場合は，たらい回しが発生しないように慎重に対応する。
- 電話が終わったら，相手が切るのを待ち静かに受話器を置く。

2）院外への対応

- 着信音が鳴ったら，早く出る。遅い場合は「大変お待たせいたしました」と伝える。
- 病院名，部署名と自分を名乗る。いつでもメモができるように準備しておく。
- 相手の名前を復唱する。「○○様でいらっしゃいますね　いつもお世話になっております」など，名前を確認する（医療ミスの防止）。
- 用件を聞き，用件の内容を復唱する。特に名前・住所・連絡先・会社名などは重要。
- 名ざし人に取り次ぐ場合は，「○○でございますね　少々お待ちくだいませ，ただいま確認してまいります」と伝え，保留音を設定し名ざし人が席にいることを確かめてから替わる。名ざし人には，誰からの電話かを伝える。
- 名ざし人が不在の場合は，「申し訳ございません。あいにく○○は外出いたしております。△時に戻る予定ですが，いかがいたしましょうか」と，相手の希望や指示を受ける。電話の用件は，伝言メモとして残す（図4－4）。
- 伝言を預かる場合は「私，○○が承りました」と伝える。
- 用件が終了したら，内容を復唱し確認する。
- 相手が電話を切ってから，静かに受話器を置く。

```
┌─────────────────────────────────────────────────────┐
│                                                       │
│                   伝 言 メ モ                          │
│          20XX年mm月dd日（月）午前 (午後) 1時30分         │
│                                                       │
│    ○○　院長                                           │
│    △△病院　　　　□□様よりお電話あり                   │
│    連絡先　090－XXXX－XXXX                             │
│                                                       │
│    用件　mm月dd日（水）午後1時に，打ち合わせがしたいとのことです。│
│                                                       │
│    返信 (必要) 不要　　本日，午後5時までにご連絡くださいとのことです。│
│                                                       │
│                          受信者　自分の名前を記入       │
│                                                       │
└─────────────────────────────────────────────────────┘
```

図4－4　伝言メモの例

メモの取り方（5W3H）

When いつ　　Where どこで　　Who だれが　　What 何を　　Why なぜ

How どのように　　How many どのくらい（数・量）　　How much いくら（価格）

（3）電話応対の注意点

- 月初・月末・朝10時頃まで・夕方業務終了近く・昼休み終了直後などは，電話が混み合う時間帯である。急用でなければ避けたほうがよい。
- 相手の言葉が聞き取りにくいときは，「恐れ入ります，お電話が遠いようですが」などと伝え，もう一度用件を話していただく。"聞こえたふり"は医療ミスにつながる。
- 診察中の医師への院外からの電話は，患者の診察を優先するのが基本であるが，他病院の医師からの連絡は優先する。
- 高齢者への対応は，話すスピードを遅く・声のトーンは低めで，落ち着いて会話をするように心がける。
- 話の途中で電話が切れた場合は，かけたほうからかけ直す。ただし相手によってはこちらからかけ直すほうがよい場合もある。
- 電話応対では，ビジネス用語として言葉を言い換える（リフレーミング）必要がある。表4－3にその例を示した。
- 会話中は，クッション言葉を使い，スムーズで感じのよい会話ができるようにする。

表4−3　ビジネス用語・リフレーミング（言い替え）の例

例	ビジネス用語・リフレーミング
こっち，これ，ここ，あっち，あれ，あそこ	こちら，あちら
今，さっき，あとで	ただ今，先ほど，のちほど
今日，きのう，あした，夕べ	本日，さくじつ，みょうにち，昨夜
どんな	どのような
できません	いたしかねます
忘れてすみません	失念いたしまして申し訳ございません
誰ですか	失礼ですが，どちら様でしょうか
会えません	お目にかかれません
ひまなときに	お手すきの際に
聞きたいこと	お尋ねしたいこと
どうですか	いかがでしょうか
〜しないでください	ご遠慮願えませんでしょうか

クッション言葉⇒依頼・お詫び・お礼・声をかけるときに最初に話す言葉
（例）
「恐れ入りますが」「申し訳ございませんが」「失礼ですが」「早速ですが」
「あいにくですが」「さしつかえなければ」「申し上げにくいのですが」

（4）オンライン対応

　　オンライン診療とは，パソコン・タブレット・スマートフォンなどのネットワーク通信端末を通じて医師の診療を受ける診療方法である。患者は，いつでもどこでも初診および再診の予約をとれるため，たいへん便利である。

1）予約の対応

- 診療日・休診日，予約可能な時間の確認を行い，変更があれば直ちに Web 上の予約画面を変更する（図4−5）。予約状況を医師に伝える。
- 予約以外の患者が診療に来る場合もあるが，診療の順番をどのようにするか医師に相談・確認することや，あらかじめルールを決めておく。
- 突然の休診が発生した場合は，予約済みの患者へ連絡をする。同時にホームページ上に休診のお知らせを掲載し告知する。

2）オンライン診療の流れ

　　オンライン診療では，予約から薬の受け取りまでの全工程を自宅で完結することができる。全体の流れを図4−6に示す。

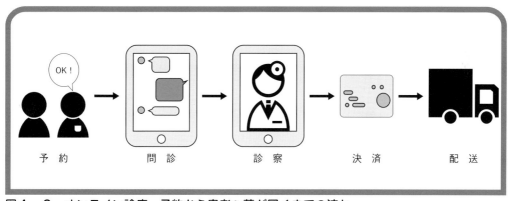

	28木	29金	30土	31日	1月	2火	3水	4木	5金	6土	7日	8月
◎ 残り2件以上予約可能					○ 残り1件予約可能							
9:00	－	×	×	－	×	×	－	×	×	×	－	○
9:10	－	×	×	－	×	×	－	×	×	×	－	○
9:20	－	×	×	－	×	○	－	○	×	○	－	○
9:30	－	×	×	－	×	×	－	○	○	○	－	○
9:40	－	×	×	－	×	○	－	○	○	○	－	◎
9:50	－	×	×	－	×	×	－	○	○	◎	－	○
10:00	－	×	×	－	×	○	－	○	○	○	－	○
10:10	－	×	×	－	○	○	－	○	○	○	－	○
10:20	－	×	×	－	×	○	－	○	○	○	－	○
10:30	－	×	×	－	×	○	－	○	○	◎	－	○
10:40	－	×	×	－	×	○	－	○	○	○	－	○
10:50	－	×	×	－	×	×	－	×	×	○	－	×
11:00	－	×	×	－	×	×	－	×	×	○	－	×

図4－5　Web上の予約画面の例

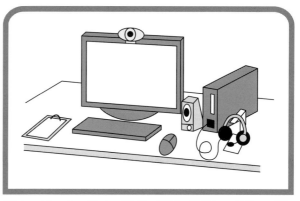

図4－6　オンライン診療－予約から患者へ薬が届くまでの流れ

3）テレビ画像を使用する場合

オンライン診療は，医師と患者がテレビ画面を通して診療を行う。カメラに映る範囲の背景などの環境を整え，ヘッドフォンやマイク，タブレットスタンドなどの必要な機器を，医師が使いやすいように配置することも必要である（図4－7）。

図4－7　オンライン診療の環境（医師サイド）の例

3 病棟クラークの実務

　病棟では，医師・看護師・他の医療スタッフとのパイプ役であり，入院患者の治療がスムーズに進行するための業務連絡や事務処理を担う重要な立場である。

　さらに，患者や患者の家族・患者にかかわる方々への対応もしなければならない。特に面会時間の制限や貴重品の保管，持ち込むもののチェックなど，患者が快適な入院生活ができるように支援することも重要である。

（1）入院時の対応

- 入院目的により病棟が違い，それぞれに合わせて必要なものを用意する。
- 病室やベッドに表示するネームを準備し設置する。
- 病院食について確認し，栄養課などへ連絡する。
- 入院時一時金などの請求は，丁寧に説明しご理解いただく。
- 病棟の施設の説明や，設備の使い方，貴重品の鍵の取り扱い方などの説明をする。
- 面会時間の規則や電話取り次ぎ，携帯電話の使用について説明する。
- 緊急入院の場合は，患者も家族も不安な気持ちである。安心感を与えるような対応をしなければならない。思いやりを持って対応することが大事である。

（2）退院時の対応

- 退院が決定した場合，入院費請求の準備や処方箋の有無・病院給食の有無を確認し，医事会計部署・栄養課・薬剤部門などへ連絡する。
- 貴重品保管場所の鍵を返していただくことや，冷蔵庫の中をチェックし，忘れ物がないかを確かめる。
- 患者や患者の家族へ，「ご退院おめでとうございます」などと声をかける。
- 退院時に患者の都合により支払いができない場合は，医事会計部署へ連絡し，相談していただく。
- 次回診察の予定があるときは，診療予約をする。
- 保険証・診察券・お薬手帳など預かっているものは，忘れずに患者へ返す。

4 クレーム・モンスターペイシェント対応

　患者は病人である。不安や心配な気持ちを抱えて病院に来るため，些細なことでも気になり，怒りや悲しみをクレームによる攻撃という形に変えて，医療従事者に怒りを向けてくることがある。

　特に暴言・暴力行為がみられる人は，モンスターペイシェントと呼ばれている。

（1）クレームとは不満である

どのような不満があるか，以下に例をあげる。

- 医療スタッフの挨拶の仕方が悪い。
- 患者への言葉遣いが乱暴で不親切。上から目線の態度。
- 説明が不足しているなど，わかりにくく，丁寧に対応しない。
- 病院内の配置や施設への順路の説明や案内不足。
- 大声で名前を呼ばれた，病名をいわれた。
- 保険証や処方箋・領収書を雑に扱われた。
- たらい回しにされた。
- スタッフの私語が多い。

（2）クレームを予防する方法

- 患者と良好なコミュニケーションをとる。
- 積極的に挨拶をする，様子をみて声をかけるなど，サービス精神をもって患者の対応をする。
- 言葉遣いに気をつける。
- ものの授受は丁寧に行い，書類やお札の向きを確かめ患者に向けて渡す。
- 無駄話をせず，仕事に集中する。
- クレーム対応専門の担当者を決めておく。
- クレームを一人で解決しようとせず，チームで対応する。
- クレーム内容を受け止め，業務改善に生かすことで，よりよい病院の環境を整えることができる。

（3）モンスターペイシェントへの対応

患者（相手）の気持ちに寄り添うことが大事である。おどおどしたり焦って感情的にならず冷静に落ち着いて対応する。

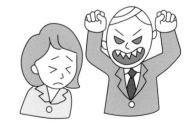

対応の際には，いろいろと要求する患者の挑発にのらないことが基本である。以下に，対応のポイントを示す。

- 対応するスタッフを替える（上司やクレーム担当者へ）。
- とにかく落ち着いていただく（椅子にかけさせる）。
- 患者の話に口を挟まず最後まで傾聴する（言葉を遮らない）。
- 複数のスタッフで対応する（一人で対応はしないようにする）。
- 患者が理解できる言葉で説明・説得する（専門用語は控える）。

5 医療現場の防災

　災害には，気象や地震・感染症・テロなどさまざまなものがある。ライフラインが止まることは医療現場にとって大きなリスクとなる。常に防災意識を持ち準備しておくことが必要である。防災にあたってのポイントを以下に示す。

- 外来・入院患者の安全を優先的に考える。患者を置き去りにしない。
- ライフラインが止まった場合の対処法を確認しておく。
- 各省庁のホームページなどで情報を得る。
- 災害ごとの担当を決めるなど，ルール化をしておく。
- 衛生管理を徹底する。

（1）トリアージ

　トリアージとは，災害時に災害現場で患者の重症度に基づき治療の優先度を決定し選別することである。患者にはトリアージタッグ（図4-8）がつけられる。タッグの裏面には応急処置の内容などが記載されており，搬送先の病院でカルテとして活用される。

　０．黒（生存可能性なし）：診断の段階で死亡が確認された場合。

　Ⅰ．赤（緊急）：命にかかわる状態で緊急の治療が必要な場合。

　Ⅱ．黄（準緊急）：医師による治療は必要だが数時間の待機は可能な場合。

　Ⅲ．緑（緊急性なし）：比較的軽傷で待機可能な場合。

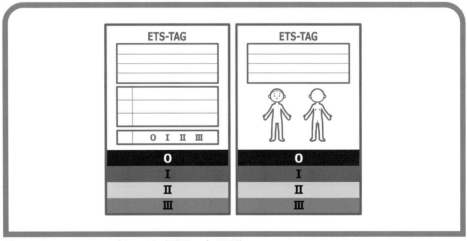

図4-8　トリアージタッグ（番号・色選別）

（2）ゾーニング

　ゾーニングとは医療機関において，院内感染対策（感染防止策・感染拡大防止策）のために，感染領域と非感染領域を明確に区分け（ゾーン分け）することである。

（3）コホーティング

　　コホーティングとは，入院患者を，感染者・濃厚接触者・それ以外の者別に病室を分け，各病室に合わせた専用備品を配置し，固定された医療従事者が感染者をケアすることである。

> **災害時に参考となる情報サイト**
> 厚生労働省ホームページ
> D－HEAT（ディヒート）：災害時健康危機管理支援Ｔ
> D－MAT（ディマット）：災害派遣医療Ｔ（医師・看護師・薬剤師・事務）
> JDA－DAT（ディダット）：日本栄養士会災害支援Ｔ
> 災害情報の確保：EMIS（公益災害救急医療情報システム）
> PMDAメディナビ：医薬品医療機器情報配信サービス

6 医療ビジネス文書業務

　　医療現場では医療専門の文書のほかに，一般ビジネス文書など数多くの文書を作成しなければならない。公的文書のように重要な文書や個人情報が書かれた文書など，記録・保管なども含め慎重に扱い，正確な文書を作成することが求められる。

（1）医療ビジネス文書の種類

　①院内で使用する文書：院内での報告・業務連絡・人事管理などさまざまである。

　②院外で使用する文書：業務文書（患者関係・業者関係・行政関係）。

　③社交文書：挨拶状，冠婚葬祭などの交際文。

　④ビジネス文書：議事録，帳票類，電子メール等。

（2）文書作成の基本

　①用紙サイズ：正式文書（国際規格）は，A4サイズであり，横書きで作成する。

　②文書表記

　• あいまいな表現はせず，誤字・脱字のないことを確認する。

　• 数字・数値はアラビア文字（123…）を用い，特に金額や数量は正確に書く。

　• 以下の場合は漢数字で書く

　　・固有名詞（例：三重県・九州・六本木）

　　・概　　数（例：二，三日・十数回・数万人）

　　・成　　語（例：一般・二人三脚・四捨五入）

　　・慣用句（例：四角・百歩・千里）

③わかりやすい表現

- 難しい言葉やカタカナ語を乱用せず，相手が理解しやすい言葉で書く。
- 専門用語は，相手に合わせて用い，一般的な文書ではなるべく避ける。
- 簡潔に要領よく，長文にならないようにまとめる。
- 記書きの部分は，行頭文字や行頭記号を使い必ず箇条書きにする。

④文体を統一する

- 「～である」：状態文（一般文書・契約書・覚書など）。
- 「～です」「～ます」：敬体文（例：通知書・照会文など）。
- 「～でございます」：特別敬体文（例：院外文書や社交文書）。
- 話し言葉と書き言葉を区別する（例：今日⇒本日　あなた⇒貴殿　いつも⇒常に）。

（3）電子メール（Eメール）

電子メール（Eメール）とは，ネットワークを利用して手紙や文書のやりとりをするものである。パソコンやタブレット，スマートフォンを用いて，用紙を使わず電信で文書を送信するものである。

1）メリット

- 同時に複数の相手に送信できる（一斉送信）。
- 時間を問わず，いつでも送受信ができる。
- 画像やその他の文書を添付できる。

2）デメリット

- 送信ミスなどのトラブルが起こりやすい。
- パソコンやタブレット・スマートフォンの通信環境整備が必要。
- セキュリティ管理が複雑である。
- 機密事項などハッキングされる恐れがある。

3）電子メールのレイアウト

宛先	相手のアドレスを入力
CC	複数の相手に送る場合，人数分のアドレスを入力
BCC	複数の相手に送るが，アドレスは表示されない（シークレット送信）
件名	用件のタイトルおよび送信者名を入力
添付	その他の文書や画像など同時に送信する場合に貼付
	本文を入力

図4－9　電子メールのレイアウト

（4）院 内 文 書

1）院内文書とは

　　病院は多部門多職種によって構成されているため，ほかの業種に例をみない多くの委員会制度があり，多くの情報が発信される。一方，ICT化によりペーパーレスの時代となり，各連絡，情報もスムーズに行われ，院内文書の発行は少なくなりつつある。しかし管理運営上，皆無ではないことを踏まえ，院内文書の種類，形式を知る必要がある。

　　目的は，病院内における縦横の組織関係における情報伝達であり，種類によっては保存を要するものもある。

①種　　　類

　　通知文書，連絡文書，案内文書，通達文書，照会文書，依頼文書などがある。

②院内文書の形式

　　書式の一例を図4－10に示す。

2）稟　議　書

　　会議を開いて決定するような事案ではなく，下部から直接起案し，トップマネジメントの承認を得るための「うかがい書」または「決裁書」とも呼ばれるものである。

　　組織で仕事をする場合，その部署の職務権限を越える業務も発生する。その事態を解決するための重要な文書で，病院業務の中では多発する。

3）議　事　録

　　会議の議事，主要事項討議の状況を記録したもの（会議録）で，すべての会議に当てはまるものではない。重要な会議について後日の証拠として保存し，報告の資料とする。

（5）クリニカルパス

　　患者が入院の際に，医師・看護師などが患者の入院中の診療計画を策定し，その内容を文書にして患者に説明し渡す文書のことである。

（6）院内掲示用の文書（お知らせ）

　　診療変更や，夏季・年末年始を含む休診，および診療科目ごとの担当医診療日や診療内容の変更など，病院全体のお知らせを病院スタッフ・患者へ知らせる文書のことである。

（7）院 外 文 書

1）院外文書とは

　　官公庁やほかの病院，また関係ある企業や人に対して発せられる公的文書である。基本の書式に従い，文書用語を使用して（表4－4），目的に合わせた文書形式で作成する。近年は，Eメールでのやり取りも多いが，Eメールに添付する文書も基本形式に従う。送付・発信する前に，誤字・脱字・記入漏れなどがないか，十分確認する。

```
                                        ○○○○        ←①文書番号
                                    R△△.7.3         ←②発信日付

③受信者名→   看護部長殿

                                    庶務課長          ←④発信者名

⑤件名    →        実習生受け入れについて

⑥本文
⑦主文    →   標記の件につき下記の通り ................. ます。
⑧記     →                記
              1. ............................................
              2. ............................................


⑨添付資料→   添付資料
              1.


                                        以上          ←⑩以上
```

①文書番号。

②発信日付：省略形でもよい。

③④受信者名，発信者名：役職名を重視する。発信者は管理職以上が原則である。発
　信者の押印は不要。個人名を記入する場合は所属名も書く。

⑤件名：後述 p.82 参照。

⑥本文：⑦主文のみで，挨拶や頭語，結語は不要。敬語は最小限のものでよい。

⑧記：後述 p.82 参照。

⑨添付資料：文書，地図など添付するものを明記する。

⑩以上：後述 p.84 参照。

簡略にして能率的，効率よく正確に伝達できる文書が求められる。

図4－10　院内文書の書式例と作成の留意点

表4−4　ビジネス文書の慣用表現

口頭表現	文書表現
• ご覧ください • お会いして • 面会してください • 出席してください • 確認して受け取ってください • 事情をお察しくださいますよう • 結構な品を贈っていただいて • 粗品ですが受け取ってください • お体に，お気をつけください • 大変うれしく思います	• ご高覧賜りますようお願い申し上げます • 拝眉の節に • ご引見賜りますようお願い申し上げます • ご臨席賜りますようお願い申し上げます • ご査収くださいますようお願い申し上げます • 事情，ご賢察賜りますよう • 結構なお品をご恵贈賜り • 粗品ではございますがご笑納くださいますようお願い申し上げます • ご自愛のほど，お願い申し上げます • 幸甚に存じます

2）院外文書の基本形式（図4 − 11）

　　①文書番号：正式文書の表示。後日その文書にかかわる業務が出たとき，検索や整理

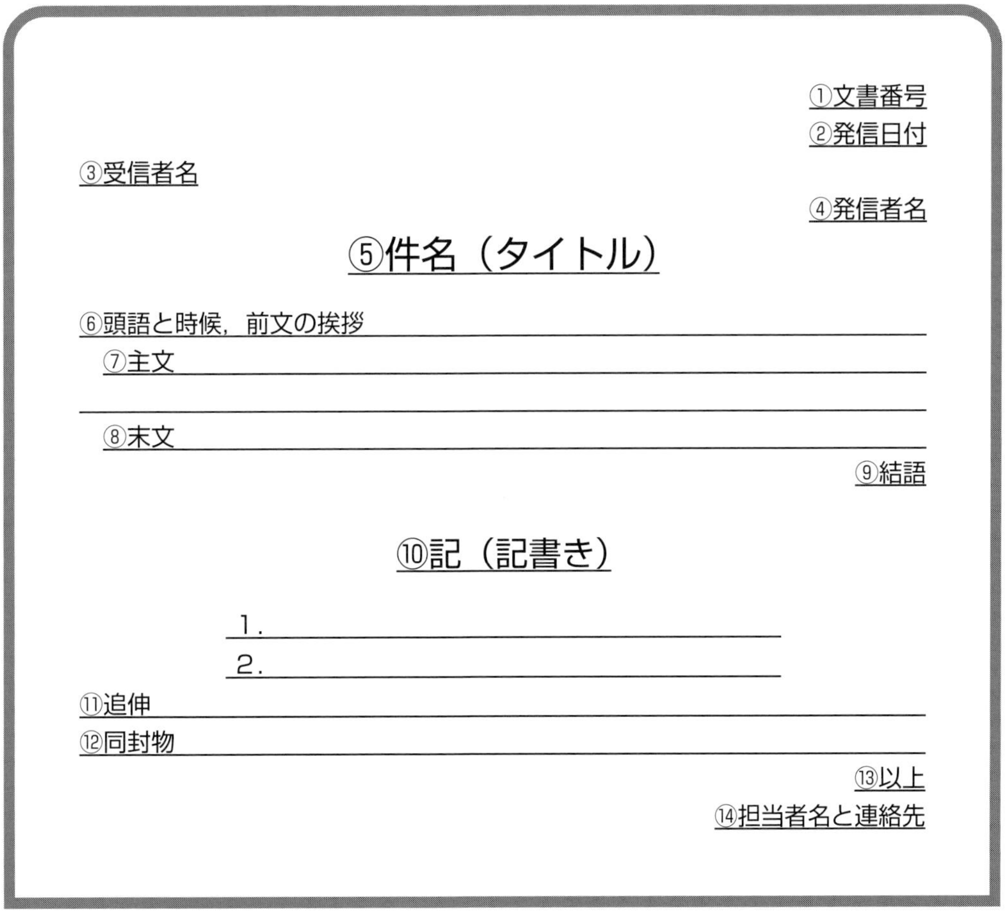

図4 − 11　院外文書の基本形式

の目安となるので，年度ごとに通し番号をつける。

（例）21010：2021年度10番目に発行した文書

　　　総務2137：2021年度総務課が発した37番目の文書

②発信日付：文書を発信した日（作成の日ではない）。必ず記載し，略さない。
西暦，元号いずれでもよい。

③受信者名：文書を受け取る相手。文書内容により，病院名・部署名・役職名・個人
名などがある。略さずに正式名を書き，敬称（表4－5）をつける。

表4－5　敬称の例

宛　先	敬　称	例
官公庁，病院，団体の場合	御中	日本病院会御中，昭和製薬株式会社御中
個人名の場合	様，先生	院長 工藤一郎様，山田昇先生
複数の人に宛てた場合	各位	職員各位，関係者各位

④発信者名：その文書の責任者名。住所，病院名，役職名，氏名を書く。

⑤件名（タイトル）：文書の内容や用件が一目でわかるようにつける。アンダーライ
ンを引いたり字を大きくしたりする場合もある。発信者名の次行，または一行空け
て行の中央部に書く。

（例）「・・・・・について」「○○のご案内」「○○のご連絡」「○○のご依頼」

⑥前文：頭語，時候（近来は年中使用できる「時下」が一般的となっている），挨拶
の順で構成される（表4－6・7・8）。頭語は一番最初，文章の書き出しに使用
する。行の一字目から書く。次に頭語の後ろ一字を空けて時候を書き，前文の挨拶
と続く。頭語と結語は組み合わせが決まっているので，間違えないようにする。

　　　　（頭語）　（時候）　　　（挨拶）
（例）拝啓　秋冷の候，貴院ますますご隆盛のこととお喜び申し上げます。

⑦主文：本文の始まりは，「さて，」から書き出すことがルールである。

⑧末文：まとめの文章で，結びの挨拶に続いて結語を書く締めくくりの部分である（表
4－9）。結語は末文の最後の行末，または次の行末に書く。頭語と結語の関係に
注意する（表4－6参照）。

⑨結語：（表4－6）

⑩記書き：箇条書きにする。たとえば，日時，場所，金額，数量など重点事項を記す。

⑪追伸：主文に書くと煩雑で理解しにくいとき，または特に注意を要する事柄のとき
に短い文で書き添える補助文である。「なお」「追って」などではじめる。一般にい
う私信の「追伸」とは違う。

表4−6　頭語と結語の組み合わせ

種　類	頭　語	結　語
一般の往信	拝啓	敬具　拝具　敬白
一般の返信	拝復	敬具
特に丁重に	謹啓	敬具　敬白　謹言
急ぐ時，前文を省略	前略	草々　不一

表4−7　時候の例

1月	初春（新春，厳冬，烈寒）の候	7月	盛夏（猛暑，酷暑，炎暑）の候
2月	晩冬（余寒，春寒，残寒）の候	8月	残暑（晩夏）の候
3月	早春（春寒）の候	9月	初秋（深秋，秋涼）の候
4月	陽春（春暖，桜花）の候	10月	仲秋（秋冷，爽秋）の候
5月	晩春（惜春，薫風）の候	11月	晩秋（暮秋，深秋）の候
6月	梅雨（麦秋，初夏）の候	12月	初冬（寒冷，歳末）の候

表4−8　前文の挨拶例

- 貴院
- 貴社
- 貴店
- 貴行
- 貴庫
- 貴殿
- 皆様
- 各位
- ご一同様

} ・ますます ・いよいよ {

- ご隆盛（団体の場合）
- ご隆栄（団体の場合）
- ご隆昌（団体の場合）
- ご発展（団体の場合）
- ご清栄（個人の場合）
- ご清祥（個人の場合）
- ご健勝（個人の場合）

} {

- のこととお喜び申し上げます
- のことと拝察申し上げます
- の趣，慶賀の至りに存じます
- の段，お喜び申し上げます
- の由，何よりと存じます

表4−9　末文（結びの挨拶例）

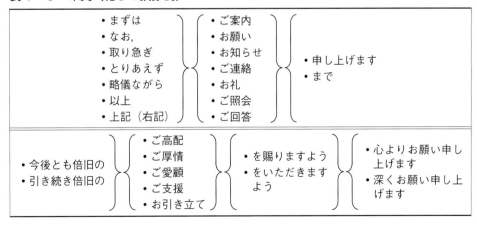

- まずは
- なお,
- 取り急ぎ
- とりあえず
- 略儀ながら
- 以上
- 上記（右記）

} {

- ご案内
- お願い
- お知らせ
- ご連絡
- お礼
- ご照会
- ご回答

} {

- 申し上げます
- まで

- 今後とも倍旧の
- 引き続き倍旧の

} {

- ご高配
- ご厚情
- ご愛顧
- ご支援
- お引き立て

} {

- を賜りますよう
- をいただきますよう

} {

- 心よりお願い申し上げます
- 深くお願い申し上げます

⑫同封物：文書，地図，書籍などほかのものを一緒に入れてある場合明記する。何が
　同封されているか名称と部数を書く。
（例）医学用語本　　　1冊
　　　案内地図　　　　1通

⑬以上：文書の終わりであることの表示で，行末に書く。

⑭担当者名と連絡先：文書に対する問い合わせの受入者として，所属，氏名，内線番
　号（または直通電話番号）を書く。

3）官公庁へ提出する申請書，回答書
- 申請書は，簡潔に重点をしっかり明記する。
- 必要な関係書類は，正確なわかりやすい資料を添付する。
- 回答書には，依頼文の日付と文書番号を主文に入れる。

（8）社 交 文 書

　　冠婚葬祭やお祝い事，お見舞い，イベントなど，いろいろな交際業務がある。そのような時に作成するものが社交文書である。社交文書には，挨拶状・慶弔状・礼状・招待状・見舞状などがあり，縦書き文書様式が多く用いられる。

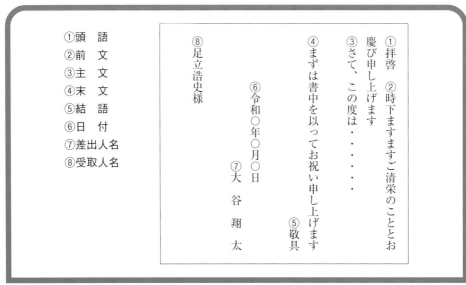

①頭　　語
②前　　文
③主　　文
④末　　文
⑤結　　語
⑥日　　付
⑦差出人名
⑧受取人名

⑧足立浩史様

⑥令和○年○月○日

⑦大　谷　翔　太

④まずは書中を以ってお祝い申し上げます
⑤敬具

③さて，この度は・・・・・・

①拝啓　②時下ますますご清栄のこととお慶び申し上げます

図4－12　縦書き様式

- 丁寧に誠意を込める。
- 内容は相手との親密度に合わせる。
- 文書番号や件名は省略する。

1）祝　賀　状

　　相手の慶事に対してお祝い，慶びの意を心を込めて伝える。正確な情報に基づいてタイミングよく祝賀状を出すことが大切である。件名は省くが，前文はきちんと書く。種類によってはしきたりとして忌み言葉もあるので注意を要する（表4－10）。

　　慶事の種類は，他院の創立記念日，新病院落成などのほか，受賞記念，昇進，昇格，栄転，結婚，出産，賀寿の祝いなど個人的なものも多い。

2）弔慰状（お悔み状）

　　不幸のあったときのお悔みの文書である。本来は弔問すべきであったが都合悪く弔問できなかった場合，または後日になって知ったときなどに出す。

　　誤報でないかを確かめ，件名，前文を省いてただちに主文に入る。故人をしのび，心からの哀悼の意を表して遺族を慰め励ます文書とする。祝賀状と同様に，忌み言葉に留意する（表4－10）。

表4－10　慶弔に関する忌み言葉

結婚のとき	戻る　帰る　去る　離れる　破れる　閉じる　切る　再び　重ねる
新築，開店，開業のとき	火　焼ける　煙　倒れる　傾く　壊れる　潰れる　失う　閉じる
不幸のとき	返す返す　重ね重ね　またまた　度々　重ねて　再び　追って

3）招待状，案内状

　　・招待状は，催し物や会合に，主催者が費用をもってお招きする，感謝の心を表すもの。

　　・案内状は，会合や催し物を知らせ，参集していただくように案内する実務的なもの。

　どちらも良好な人間関係をつくるための文書である。両方ともに出欠確認の返信が必要である。

4）挨　拶　状

　　院内での出来事や人事異動など院外に広報したほうが望ましいときに，関係先に発送する社交的な文書で，格調高い形式の文書とする。

5）礼　　　状

　　相手の好意に対してお礼を述べるものである。タイミングよく早めに，相手から受けた好意に合った感謝の言葉で好感を得られる書き方をする。

6）見　舞　状

　　先方の病気や災害，事故などに対してお見舞いの気持ちを，誠意を込めて書く。取り急ぎ連絡した様子を表し，慶弔文と同じく件名を省き，忌み言葉を書かない。

（9）秘　文　書

　　医療現場では，たくさんの個人情報や秘文書を扱っている。外部に漏れることがない

ように，厳重に扱う必要がある。
- 秘文書をコピーする場合，必要な枚数のみとする。
- もち歩く場合は，秘文書であることがわからないよう，封筒に入れる。
- 秘文書を発送する場合は封筒を二重にし，内側の封筒のみ㊙と記入する。
- 発送後，受取人へ秘文書を送った旨を連絡する。

7 会　　　議

　会議には，フリートーキング（円卓会議）・パネルディスカッション・シンポジウム・フォーラム・ブレーンストーミングなど，さまざまな形式がある。会議の目的に合わせて形式が選択される。会議で使われる用語を表4－11にまとめた。

（1）事前の準備
- 会議開催の決定：目的，会議名，主催者，メンバーを確認する。
- 開催日時の決定：参加メンバーの都合など上司に相談・確認して決める。
- 予算の確認：会場使用料や食事の有無，交通費など予算を確認する。
- 会議会場の選定：院内または院外か，交通機関の利便性，設備など確認する。
- 開催通知の発送：院外の場合は，1か月前には発送し出欠を確認する。
- 会議資料の作成：会議で使用するプレゼンテーションや資料を作成する。

（2）議事録の作成
　議事録に記す一般的な内容は以下のようである。
- 会議名，日時，場所
- 主催者名，議長名，司会者名，出席者名（数），欠席者名（数）
- 議題，発言者と発言理由，内容
- 決定事項，結論，議事録作成者名

表4－11　主な会議用語

議　案	会議で討論・議決するために提出する事柄。協議事項。
採　決	挙手・起立・投票などにより意思表示をさせて可否をとること。
定足数	会議の進行・議決に必要な最小限の定数。
分科会	専門分野ごとの小会議体。小委員会。
定例会議	決まった日時と場所で，決まった事項を審議する会議。
オブザーバー	会議に出席するが，議決権はない立場の人。
パネリスト	討論するために登壇する人。

トピックス：覚えておこう！　救急救命士

　　救急救命士は，救命救急士法において「厚生労働大臣の免許を受けて，救急救命士の名称を用いて，医師の指示の下に，救急救命処置を行うことを業とする者をいう」と定義されている（第2条2）。現行法では，重度傷病者が病院・診療所に搬送されるまでの間，つまりは，救急現場および救急車内でのみ行う，症状の著しい悪化を防止し，生命の危険を回避するために必要な処置だけが，業務として許されていた。

　　しかし，改正救命救急士法が2021年5月に成立し，業務の実施場所が拡大されることとなった。同年10月1日からは，病院・診療所に搬送されるまでの間だけでなく，搬送先医療機関に勤務する救命救急士は，到着し入院するまでの間と，入院を要さない場合には到着し滞在している間も特定行為を含む救命救急処置の実施が可能となる。

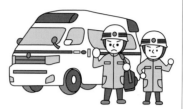

　　スムーズな傷病者の受け入れには，医療従事者と救急救命士の業務連携がより重要となる。

医療と ICT 4

1 医療分野の情報化

　住み慣れた地域で安心して質の高い医療サービスを受けながら生活していけるような社会をめざし，地域における医療機関等の間で必要な情報連携を進めていくことは重要である。ICT（情報通信技術）を活用したネットワークを構築することで，こうした情報連携を進め，地域における質の高い医療の提供に寄与する取り組みが進められている。

　医療分野における情報化は，1960 年代に導入された医事会計システムから始まり，1970 年代には検査部門等への情報伝達ツールであるオーダリングシステムが稼働，1980 年代にはレセプトコンピュータが普及。1990 年頃からは画像フィルムを管理する PACS（医療用画像管理システム）の導入が徐々に進み，2000 年代には電子カルテシステムが本格普及，その後レセプト電算処理システムの仕組みが整備された。

　このような流れのなかで発展してきた情報化であるが，近年，タッチパネルを備えたスマートフォンやタブレット端末の急激な普及と併せ，場所や時間を選ばず大量のデータに瞬時にアクセスできるクラウドコンピューティングの普及などもあり，現在，政府主導の施策によって医療の ICT 化が急速に進められている。

　本項では，「オーダリングシステム」「電子カルテシステム」「レセプト電算処理システム」の概要と医療・医療事務業務とのかかわりおよび ICT 化の現状と方向性を示す。

2 病院システムと医療事務業務とのかかわり

（1）オーダリングシステム（ordering system）

　医師が診療を進めるうえで発生するさまざまな指示（オーダー：order）を，医師・看護師などの医療従事者が直接コンピュータに入力し，ネットワークを通して各システム（医事会計，診察予約，処方，注射，臨床検査，放射線，手術予約，給食など）に，発注情報を伝達するシステムを「オーダリングシステム」という。

　厚生労働省が発表した 2017（平成 29）年時点での導入率は，一般病院全体で 55.6％である。このうち，400 床以上の大規模病院では 91.4％と導入が進んでいるが，200 床未満では 45.6％であった。

（2）電子カルテシステムと院内ネットワーク

　カルテに記載する患者診療情報を電子的に保存するシステムが「電子カルテシステム」

であり，オーダリングシステムと併用されることが多い。受付から各診療科・病棟，処置室，薬局，検査室，放射線室，リハビリテーション室等をネットワークで結び，医師がカルテ入力した段階で即座に処方箋が発行されたり，オーダー情報を関係部署に伝達できる。さらに，放射線等の画像デジタルデータをサーバーで管理し，院内のネットワークを通じて，関係先のモニターで閲覧する方式も普及しており，院内のペーパーレス化やフィルムレス化が進んでいる。

　電子カルテ導入のメリットとしては，診療情報の共有化，チーム医療の促進と業務効率化，個人情報の保護など，また，地域包括ケアを見据えて，病院だけでなく，介護施設との連携が可能となることなどがあげられる。このようなメリットがあることから，さまざまな部門が存在する大規模病院から中規模病院では導入が必須といわれている。医師の負担を軽減するため，医療秘書が代行して電子カルテの入力を行う病院もある。

　2017（平成29）年時点での電子カルテシステムの導入率は，一般病院全体で46.7％，400床以上では85.4％，200床未満では37.0％と，中小病院の導入が課題である。一般診療所では41.6％となっている。電子カルテシステム，オーダリングシステムはともに，病床規模と比例して導入率が高い。

（3）レセプト電算処理システムによるオンライン請求

　保険医療機関等から電子レセプトを，オンラインまたは磁気媒体に記録したレセプト（磁気レセプト）で審査支払機関に提出し，審査支払機関からその診療報酬等の請求データ（レセプトデータ）をオンラインにて保険者に受け渡す「レセプト電算処理システム」

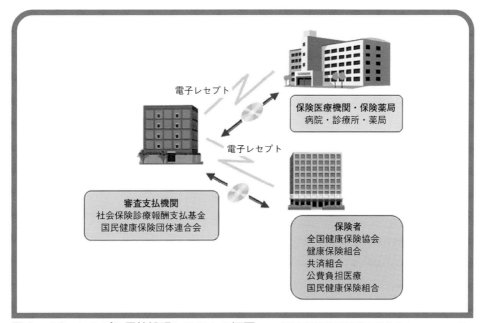

図4－13　レセプト電算処理システムの概要　（社会保険診療報酬支払基金ホームページ）

が構築されている（図4 - 13）。

　電子レセプトは，保険医療機関・保険薬局，審査支払機関および保険者に共通仕様となっている。

3 電子レセプト，レセプト電算処理システムによる診療報酬請求と審査制度

（1）電子レセプト作成と電子レセプト請求

1）電子レセプト作成

　レセプトは，前月1か月に診療したすべての患者の診療行為（医科，DPC，歯科，調剤別）につき作成される。2015（平成27）年4月診療分からは，一部の例外（すべて手書きまたは常勤の医師・薬剤師全員65歳以上の高齢者である保険医療機関・保険薬局）を除いて，電子レセプトによる請求が義務づけられ，レセコン（レセプトコンピュータ）を使用した紙レセプト作成はできなくなった。

2）レセプトの点検

　チェックリスト（確認が必要なデータ分のみ）を出力した後，医療事務スタッフおよび医師による確認を行う。これは，主に医薬品・検査内容の適応および回数等の妥当性，各種指導料・管理料の妥当性を再確認するなど，審査による不適当な件数を極力減少させ，請求漏れを見つける目的をもっている。

3）電子レセプト請求

　電子レセプトは，毎月1日から10日の間にオンラインや電子媒体にて審査支払機関へ提出することが義務づけられている（表4 - 12）。

表4 - 12　電子レセプトの請求普及状況（件数ベース）（平成31年3月診療分）

	オンライン	電子媒体	総　計
医　科	77.4%	20.8%	98.2%
歯　科	22.6%	74.2%	96.8%
調　剤	98.8%	0.6%	99.4%

（社会保険診療報酬支払基金　電子レセプト請求の電子化普及状況等）

（2）審査支払機関の業務

　診療報酬の請求は，本来は保険医療機関から保険者に直接行い，保険者から診療報酬の支払いを直接受けるとされている。しかし，保険医療機関にとっては数多くある保険者ごとにレセプトを分けて請求すること，また，保険者にとっても数多くの保険医療機関から直接請求されたレセプトを審査したうえで診療報酬の支払いを行うことは，膨大な作業量になる。このため，医療保険制度の円滑な運営が図られるよう，保険者と保険

医療機関との間に「審査支払機関」が設けられている。

　診療報酬の請求は，保険者の所在地にかかわらず，保険医療機関の所在する都道府県の審査支払機関に対して行うことになっている。

審査支払機関（電子レセプト等の提出先）

- 被用者保険，生活保護等公費負担医療など　⇒　社会保険診療報酬支払基金（支払基金）
- 国民健康保険（一般国保，国保組合），後期高齢者医療，介護保険，公費負担医療など　⇒　国民健康保険団体連合会（国保連）

1）レセプトの受付・審査

　審査支払機関では，受け付けた電子レセプトをレセプト電算処理システムのチェック機能により，患者名，傷病名，請求先である保険者番号などの請求に必要な記載事項や，投薬，注射，手術などの請求点数に誤りがないかどうかといった事務点検を自動的に行う。同時に，診療内容が，国が定めた保険診療ルール（療養担当規則や診療報酬点数，治療基準および治療方法，その他の定め）に適合していない項目や，傷病名と医薬品の関連性のチェックを行う。

　被用者保険等の審査支払機関である支払基金では，東京に本部を置き，全国の支払基金支部（47都道府県）に「審査委員会」を設置するとともに，支払基金本部においては，38万点以上の超高額レセプト等を審査するための「特別審査委員会」を設置している。

　国保連は都道府県ごとに設立された団体であり，国民健康保険の超高額レセプトは，「国民健康保険中央会」にて特別審査が行われる。

2）レセプトの返戻および査定

　審査の段階で，診療行為の適否が判断し難いものや整備されていないものについては，医療機関に差し戻して再提出を求める。これを「返戻」という。返戻されたレセプトは，内容を改め，翌月に再請求することになるので，支払いが1か月遅れることになる。

　また，診療内容が適切でないと判断された場合は，請求した点数よりも減点されることもある。これを「査定」という。

　入院のレセプトでは，1件で数百万円のものもあるので，返戻や査定があると病院経営に大きな影響を与える。そのため，レセプトの点検は重要である。

3）診療報酬の支払い

　レセプトの内容に問題がなければ，原則として診療月の翌々月の21日から月末日までに診療報酬が支払われる。保険医療機関等への診療報酬の支払い方式には，前述のとおり，「出来高払い方式」と「包括支払い方式」がある（p.21参照）。

（3） レセプトの再提出および月遅れ請求

1）レセプトの再提出

　　審査支払機関による審査で内容に不備があって返戻された場合，原則6か月以内であれば再審査の請求をすることができる。

2）レセプトの月遅れ請求

　　何らかの理由で請求が遅れた場合，3年以内であれば請求できる。しかし，前述のごとく病院経営に影響を与えるので，翌月には確実に請求しなければならない。

4 保健医療情報システム

　　医療分野における情報化の推進は，医療を支える基盤整備として位置づけられている。以前から取り組まれてきたへき地・離島での医療支援などにとどまらず，国民に対して適時適切に医療サービスを提供するため，保健医療情報システムの研究開発と普及に大きな関心と期待が寄せられている。

（1） 遠 隔 医 療

　　オンライン診療やオンライン服薬指導を例とする遠隔医療について，厚生労働省は，「情報通信機器を活用した健康増進，医療に関する行為」と定義している。つまり，「遠隔医療」とは，インターネットなどの通信技術を利用した医療行為全般のことをさす。

1）オンライン診療

　　さまざまなICTデバイス（PCやタブレット，スマートフォン，電子技術を用いた情報処理や通信に関する機器）を使用し，リアルタイムのコミュニケーションにより行う診察や医学管理のことを「オンライン診療」という。患者は専用アプリを事前にダウンロードし，氏名・住所・Eメールアドレス・クレジットカード情報を登録してアカウントを作成し，アプリ内にある医療機関を検索する。アプリ上で予約・診療・処方・決済までの一連の診療が可能となっている。

　　オンライン診療は，旧来は「遠隔診療」と呼ばれ，1997（平成9）年から離島やへき地を前提に認められ，2015（平成27）年には一般診療での利用が事実上，解禁された。

　　2018（平成30）年3月に発表されたガイドラインで「オンライン診療」と明記され，同年4月の診療報酬改定では保険適用が認められたが，初診は原則として対面診療とする制限や，保険適用の疾患が限られていたため，積極的な普及には至らなかった。

　　しかし，2020（令和2）年4月には，新型コロナウイルス（COVID-19）の感染拡大を防止するため，収束するまでの時限的措置として "初診対面の原則" の規制緩和がなされ，初診から電話・情報通信機器を用いたオンライン診療の実施が解禁された。また，同年10月に政府は，新型コロナウイルスの感染が収束した後も「かかりつけ医」を対象に，電話ではなく，映像によるやり取りができることに限って初診からのオンライン

診療の恒久化を明示した。今後，制度設計が本格化することになる。

オンライン診療を行うメリット・デメリットとしては，以下のようなものがある。

〈患者側のメリット〉

- 移動時間や待ち時間がなく，患者負担（時間的・金銭的）を減らせる
- 自宅や外出先などからも診察を受けられる
- 薬を宅配便で受領できる（院外処方の場合は，オンライン対応の薬局にて）
- 院内感染・二次感染のリスクがない
- 住んでいる場所が変わってもかかりつけ医で受診が可能

〈医師・医療機関側のメリット〉

- 医療の質の向上につながる（患者とのコミュニケーション回数が増加する，通院や治療の継続率を高めることができる，事前問診により診療方針を立てやすい）
- 提供できる診療の幅が広がる（他都道府県などの遠方患者のフォローができる，通院が難しくなった既存患者へ継続した診療が可能になる）
- 院内に病気を持ち込まれるリスクが減る

〈デメリット〉

- すべての疾患に対応できない（病状が不安定な場合は不適，患者の状態を把握しにくい）
- 診断のための情報量が不足する（触診・視診ができない，身体のわずかな変化や全身の状態を知ることができない，各種検査ができない）
- 検査や処置をしてもらえない

2）遠隔画像診断

ここ数年の各種画像の解像度向上やデータ転送速度の飛躍的な高速化が遠隔地における保健・医療の質の担保に寄与している。画質の向上による医師対医師におけるICT活用の例として，遠隔地の医師がX線，CT，MRI，病理標本画像などを，放射線科や病理の専門医のいる施設に画像を送信し，受信した専門医が遠隔地の医師に診断や治療について的確なアドバイスを返すことが可能になった。

3）オンライン服薬指導

オンライン服薬指導とは，ICTデバイスを用いて，薬剤師が離れた場所から患者に薬の服用に関する情報提供と指導を行う仕組みである。これまでは，一部の地域（国家戦略特区）に限り，一定条件下で認められていたが，医薬品医療機器等法（正式法律名：医薬品，医療機器等の品質，有効性及び安全性の確保等に関する法律。薬事法が2014年に改正改題された。薬機法と略す場合もある）の改正によって法整備が完了し，2020（令和2）年9月からテレビ電話等によるオンライン服薬指導が全国的に解禁されることとなった。また，薬剤の配送も可能になった（図4-14）。

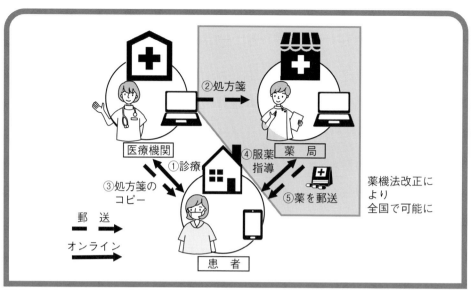

②処方箋
①診療
③処方箋の
コピー
④服薬
指導
⑤薬を郵送
医療機関
薬　局
患　者
郵　送
オンライン
薬機法改正に
より
全国で可能に

図4-14　オンラインでの診療と服薬指導のイメージ

（2）在宅医療における ICT の利活用

　在宅医療とは，通院が困難な患者に対して患者の自宅等（有料老人ホーム等を含む）において医師等が提供する医療のことである。

　医療機関から離れた遠隔地に居住する体内植込式心臓ペースメーカー等を使用している患者に対して，医師が遠隔モニタリングするなど，より安全に患者をフォローすることなどが可能になった。また，在宅酸素療法，在宅持続陽圧呼吸（CPAP）療法を行っている患者に対して，情報通信機器を備えた機器を活用したモニタリングを行い，療養上必要な指導管理が行われている。

（3）地域医療連携

　地域医療連携とは，地域の医療機関が機能の分担と専門化を進め，連携を図り，その有する機能を有効活用することにより，患者が地域で継続性のある適切な医療を受けられるようにするものである。

　現在では，ICT を活用して住民に質の高い医療介護サービスを提供するため，患者の同意を得たうえで，病院，診療所，薬局，訪問看護事業者，訪問介護事業者等の各関係機関において，その患者の医療・介護情報を電子的に共有・閲覧できる仕組みが形成されている。これを，「地域医療情報連携ネットワーク」という。

　ICT を利用した全国地域医療連携の概況調査では，地域医療情報連携ネットワークに参加している施設（医科・歯科の病院・診療所，薬局，介護施設，その他の施設）数の合計は3万589施設である（平成30年度医療施設調査）。地域医療情報連携ネットワークは，病病・病診連携を目的としたものが約65.9%を占め，約27.0%が在宅医療・介護

連携を主目的とするネットワークである。このため,「地域包括ケアシステム構築のための医療・介護サービス利用者も含めた関係者間での適時適切な情報共有」を実現させるには,医療・介護連携を促進するシステムが求められる。

5 医療 ICT 化の将来に向けた方向性

　厚生労働省では,健康・医療・介護の分野を有機的に連結した ICT インフラを本格稼働させるべく,データヘルス改革推進本部を 2017（平成 29）年に設置した。2019（令和元）年 9 月には,それまでの進捗状況を踏まえて,2025（令和 7）年度を目指した新たな計画（ゲノム医療・AI（人工知能）活用の推進,自身のデータを日常生活改善等につなげる PHR ＊の推進,医療・介護現場の情報利活用の推進,データベースの効果的な利活用の推進）を作成し,取り組みを進めている。

　＊PHR（personal health record）：生涯型電子カルテのことで,複数の医療機関や薬局などに散らばる個人の健康に関する情報を 1 か所に集約する仕組み。身長や体重,血液型,アレルギー・副作用歴といった基本情報のほか,医療機関の診療記録,薬局の投薬履歴,スポーツジムでの運動実績,自宅で測定した体重や血圧などの情報を生涯にわたって一元管理する。本人がスマートフォンから自由にアクセスでき,それらの情報を用いて健康増進や生活改善につなげていこうというもの。

　政府の経済財政諮問会議が 2020（令和 2）年 7 月にまとめた「経済財政運営と改革の基本方針 2020」（骨太方針）は,「デジタル化の加速」を前面に打ち出している。医療分野も例外ではなく,「電子処方箋,オンライン服薬指導,薬剤配送によって,診察から薬剤の受取までオンラインで完結する仕組みを構築する」と明記した。

（1）2021 年度以降にめざす未来

○全ゲノム＊情報等を活用したがんや難病の原因究明,新たな診断・治療法等の開発,個人に最適化された患者本位の医療の提供をめざす。また,AI を用いた保健医療サービスの高度化・現場の負担軽減を図る。

　＊ゲノム：生物のもつ遺伝子（遺伝情報）の全体をさす言葉。

○国民が自身の健康・医療等情報の閲覧を可能にし,日常生活改善につなげる PHR の推進を図る。

○全国の医療・介護現場において,患者・利用者の過去の医療等情報を適切に確認でき,より質の高いサービス提供ができるようにする。

○データベース（保健医療に関するビッグデータ＊）の効果的な利活用を推進し,民間企業・研究者による研究の活性化,患者の状態に応じた治療の提供等,幅広い分野でメリットを受けることができるようにする。

　＊保健医療ビッグデータ：人の健康,病気,治療等に関する膨大な量のデータの集ま

りのこと。医療の質の向上や効率化，医療・健康分野の研究開発等に向けた二次利用において，大きな効果が期待されている。

（2）電子処方箋

　厚生労働省は，処方箋の電子化に向けたシステムの構築を進め，2022（令和4）年度の運用開始をめざす方針を固めた。仕組みは，医療機関が電子処方箋をサーバーに登録し，薬局は患者の本人確認をしたうえで，サーバーから電子処方箋を取得するという流れを想定している。薬局は調剤情報を登録し，医療機関は処方時に調剤情報を閲覧することができる。患者と薬局で，紙の処方箋の受け渡しが不要になり，利便性が向上する。

　また，医療機関と薬局が情報ネットワークを用いるので，電子化された調剤情報を患者の電子お薬手帳等に提供するなど，ICTを活用した医療情報の連携や活用が容易であり，業務の効率化を図ることができるなど，発展性がある。

（3）電子お薬手帳

　お薬手帳とは，患者が病院で処方された薬の情報を記録するための手帳である。医薬品を，より安全で有効に活用する目的で利用される。冊子になっている紙のお薬手帳が一般的であるが，最近ではスマートフォンで使える，アプリ版の「電子お薬手帳」の利用者が増えつつある。これは，お薬手帳の情報を電子化してクラウド上のサーバーに保存するもの。お薬手帳のアプリをスマートフォンにインストールして利用者登録を行った後に，薬局でもらうQRコードを読み取って薬の情報を登録すれば，利用を開始できる。オンライン診療やオンライン服薬指導の際にも役立つことが期待されている。

　電子お薬手帳のメリットは，スマートフォンで情報がやり取りできるため携帯性に優れている点にある。また，アプリを通してデータをクラウド上で保管できるバックアップ機能に加え，薬局への処方箋送信機能や服薬タイミングを知らせるアラーム機能などのオプションが利用でき，付加価値が高いものとなることも利点といえる。一方で，課題としてみえてきているのは，普及率が伸び悩んでいる点である。厚生労働省が2019（令和元）年に公開した「かかりつけ薬剤師・薬局に関する調査報告書」によると，薬局側の電子お薬手帳の導入率は48.1％で，前年度比で13.2ポイント増加していた。まだ半数ほどではあるが，着実に導入率は向上している。しかし，導入に躊躇している薬局があるのも事実であり，その理由としては「患者が希望しないため」「導入費用の負担が大きいため」などがあげられる。

　また，2018（平成30）年度に厚生労働省によって行われた調査では，患者側の電子お薬手帳の所持率は約11％であり，今後のさらなる普及が期待される。

（4）5G等の医療分野における活用

　2020（令和2）年春から商用開始がされた5G（5th generation，第5世代移動通信シ

ステム）や，技術進歩が著しい 4K・8K といった映像技術を用いた遠隔医療の活用可能性を検討し，普及に寄与することが期待されている。このため，総務省では，国内外の 5G や 4K・8K を活用した既存のユースケースの調査や想定される課題の整理等を行い，医療シーン全般での分野におけるユースケース（案）を示した。

　5G の活用可能性があるのは，「リアルタイムに共有する必要となる情報」を「患者宅や診療所，救急車，院外の専門医」に共有するケースなどが考えられ，医用画像においては，血管造影（アンギオ），エコー，顕微鏡（病理，手術），内視鏡映像，手術室での映像等があげられる。また，8K の活用が期待できる高画質動画かつ多色では，顕微鏡（病理，手術），内視鏡，手術室の映像，皮膚などの患部映像等があげられる。

（5）医療等分野における識別子（ID）

　国は，2015（平成 27）年 5 月に医療等（医療・健康・介護）分野において，保健医療情報を個人単位で連結するための個人番号を国民全員に付与する方針を決定した。かつては「医療等 ID」という仮称が用いられてきたが，現在，厚生労働省は「医療等分野における識別子（ID）」（以下，「識別子」という）と称している。

　これまで世帯単位で管理されていた公的医療保険の被保険者番号を個人単位の番号に切り替え，この新たな被保険者番号を，医療等における識別子として利用する。保健医療分野の履歴情報（医療データだけではなく，健康診断（特定健康診査含む）や介護などに関連するデータ）を一元的に管理することができるようになるため，救急や転院時などに効率的な医療を提供できる一方，情報漏えいの危険性が指摘されている。

　識別子を設けるねらいは，国民の医療等分野にかかわる保健医療情報を正確に個人単位で収集・連結できるため，特に，①保健医療情報をビッグデータとして分析を行うことや，②地域の医療情報連携ネットワークに参加する医療機関間での患者データ共有，といった活用を想定している。

　この識別子の発行・管理は，次項で述べるマイナンバー制度のインフラを活用したオンライン資格確認の仕組みと一体的に行うことを検討している。

（6）医療保険の「オンライン資格確認」

　オンライン資格確認とは，医療機関や薬局の窓口で，患者が持参したマイナンバーカードの IC チップや被保険者証の記号・番号などによりオンラインで患者の保険資格を即座に確認することができる制度であり，2021（令和 3）年 10 月頃から本格運用が開始される。

　これは，医療保険の被保険者番号を個人単位化し，マイナンバー制度のインフラを活用して，転職・退職等により加入する保険者が変わっても個人単位で資格情報等のデータを一元管理しようとするものである。

1）導入される背景

　今までの受付では，被保険者証に記載されている必要な項目（保険証記号・番号，氏名，生年月日，住所など）の情報を医療機関システムへひとつずつ入力している。これらの作業には，手入力による手間と患者を待たせてしまうというデメリットがあった。また，現行の制度では，資格情報をその場で確認することが難しいため，レセプトが返戻された際に被保険者の資格情報がわからず，医療費の一部を医療機関が負担せざるをえないという問題もある。

2）導入するメリット

① 顔認証つきカードリーダーによるマイナンバーカードの顔写真の確認または暗証番号入力による本人確認を行うことで，システムへ入力する作業のほとんどを省略でき，窓口業務の負担が軽減される。

② 保険資格の変更・喪失の確認が容易になり，レセプト返戻を減らすことにもつながる。

③ 事前に「初回登録」することにより，マイナンバーカードを被保険者証として受診ができる。

④ 患者が申請をしなくても限度額適用認定証等の情報を得ることができる。情報閲覧時には本人の同意が必要。

⑤ 本人の同意を得て，薬局（医師・歯科医師・薬剤師等）では3年分の薬剤情報，医療機関（医師・歯科医師等）では5年分の特定健診情報が閲覧できる。

⑥ 災害時における特別対応が可能になる。

参 考 文 献

- 厚生労働省ホームページ https://www.mhlw.go.jp/
- 総務省ホームページ https://www.meti.go.jp/
- 社会保険診療報酬支払基金ホームページ https://www.ssk.or.jp/
- 医療秘書教育全国協議会編：三訂 医療情報管理．建帛社，2021．
- 「レファレンス　823号　2019.8」 国立国会図書館
- オンライン診療サービス curon ホームページ https://news.curon.co/
- デジタルトランスフォーメーションチャンネル https://www.digital-transformation-real.com/
- デジタル毎日 2018.11.5　東京朝刊 https://mainichi.jp/
- 産経新聞 2020.09.25　第12版

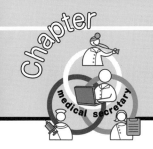

5 ケーススタディ

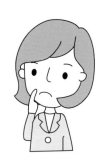

ケーススタディ❶

以下のような場合，病棟クラークとしてどのように応対すればよいか？

①患者の藤原さんから「点滴が終わりました」とナースコールがきたときの応答は？

②患者が検査中で病室に不在のとき，患者に来客がありお見舞いの品を預かった場合，来客に対してどのように応対すればよいか？

解答

①「はい，藤原さんですね，すぐうかがいます。お待ちください」と返事をして，早急に看護師に連絡する。

②患者に面会希望の来客に，患者が検査中であることを伝え，お見舞いの品を預かる。来客の名前・連絡先を聞き，患者への伝言があればうかがう。患者が病室に戻り次第，来客の件を伝え，お見舞いの品を渡す。

トピックス：覚えておこう！　医療現場で使う用語

サマリー	診療記録のひとつで病歴等の要約を記録したもの
インカム	ヘッドセットつきトランシーバーで院内の業務連絡で使用
マイナンバーカード	特定の個人を識別するための番号を利用するためのカード
カンファレンス	会議・討論会
ストレッチャー	病人を移動するためのキャスターつきベッド
PPE	感染予防のための個人防護服
地域包括ケア病棟	高度急性期・急性期医療から在宅までをつなぐ役割の病棟
リビング・ウィル	終末期に延命治療を継続するか本人の意思を表明した文書

ケーススタディ❷

①賀寿とは長寿のお祝いである。各年齢ごとのお祝いの名称は何か？

②冠婚葬祭や賀寿・お祝い・お見舞いなどの表書き（上書き）は何か？

解 答

①賀寿のお祝い

61歳 (満60歳)	70歳	77歳	80歳	88歳	90歳	99歳	100歳	108歳	111歳
還暦	古希	喜寿	傘寿	米寿	卒寿	白寿	百寿	茶壽	皇壽

②表書き（のし紙やのし袋の表面に書く）

目 的	表書き（上書き）	目 的	表書き（上書き）
結婚	寿　御結婚祝	葬儀（仏教）	御霊前　御香典
栄転・転任	御祝　御栄転祝	葬儀（神道）	御榊料　御神前
賀寿	寿　（例：祝還暦）	葬儀（キリスト教）	御霊前　御花料
新築・開院	御祝　御新築祝	御礼	御礼　謝礼　薄謝
叙勲など	御祝　叙勲御祝	御礼（目下の人へ）	寸志
病気見舞い	御見舞　祈御全快	御礼（交通費名目）	御車代
火事見舞い	近火御見舞（御見舞）	寄贈（目上の人へ）	粗品　謹呈　佳品

〔注意事項〕

- 自分より社会的地位が高い人や目上の人へは現金を送らない。
- お食事券やイベント等のチケットを送る場合は必ず2枚同封する。
- 現金を送る場合は，現金書留で郵便局から送る。
- 病気御見舞の場合，鉢植えの花やシクラメン・ツバキ，4や9の数字に関する品は死や苦しみを感じさせるため避けたほうがよい。

ケーススタディ❸

①名刺を受けとってからどのように保管すればよいか？

②資料をステープラ（ホチキス）で留める場合はどのようにするか？

解 答

①名刺の扱い方

1. 名刺を受けとる。
2. 名刺の裏などに受けとった日時や用件などを記入する。
3. 名刺整理箱または，名刺整理簿に保管する。

   • 会社名で保管（業種別・五十音別・アルファベット別）

   • 個人名で保管（五十音別・アルファベット別）

   • 関係性で保管（親戚・友人・その他）

〔注意事項〕

• 名刺の住所・肩書き・名前の変更があった場合はすぐに訂正しておく。

• 少なくとも年に1回は名刺の整理をする。

• 不要になった名刺を捨てるときは，必ずシュレッダーにかける。

②ステープラ（ホチキス）の留め方

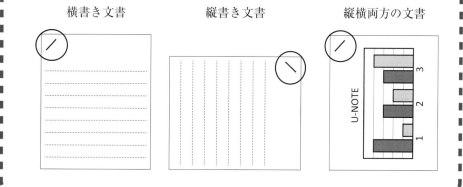

| 横書き文書 | 縦書き文書 | 縦横両方の文書 |

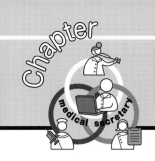

6 インバスケット

インバスケットとは　①

インバスケットとは，いろいろな指示や書類がバスケット（かご，書類入れ）に入っていると想定し，優先順位を考えながら業務を行うことをいう。

1 演習の進め方

この章では，医療秘書としていろいろ勉強したことを総括する形で，指示や書類に順位をつけ，正確に効率よく業務を遂行する医療秘書の職種ごとのインバスケット演習6例，および文書作成演習1例が設定されている。実際の病院現場では毎日，電話や患者応対，来客，予期せぬ仕事も多出することを念頭におき，時間配分にも気をつけて演習を進めよう。

2 インバスケット演習の共通手順

1．仕事の優先順位を決める。
　①至急処理を要するもの
　②重要なもの
　③今日中に処理するもの
　④明日以降でよいもの

2．優先順位表に，仕事の順位と理由を記入する。

実務演習 ②

1 インバスケット（1） 教授秘書

4月19日（月） 午前9時

東京中央医科大学 脳神経外科教授秘書の北川優子は，出勤してきた教授とスケジュールの確認をし，いくつかの指示を受けた。それらをメモして，仕事にとりかかることにした。

メモA
本日の午前中に予定されていた面談を延期したいので，調整してほしい

メモB
来月の京都の学会は准教授と一緒に行くので，宿泊・新幹線を手配してほしい

メモC
来年の医学学会の講演を，京都医科大学の山田教授に依頼してほしい

メモD
再来月に開催される学会理事会の出欠の返信を出してほしい

メモE
雑誌原稿執筆の依頼を受けたので，出版社の担当者に確認してほしい

◆教授秘書（北川優子）の優先順位表

メ モ	順 位	理 由
A		
B		
C		
D		
E		

◆演習ノート

メモA スケジュール調整のポイントをあげなさい。

メモB 教授と准教授が一緒に学会に行く際に，宿泊・新幹線を手配するうえで，教授に確認することをあげなさい。

＊宿泊について

＊新幹線について

メモ C 学会で講演を依頼する際に，教授に確認することをあげなさい。

メモ D 学会理事会の出欠の返信（はがき）を作成しなさい。

郵便はがき

□□□-□□□□

○○区○○町二丁目十四番

○○学会　行

○○学会理事会
（○○○○年六月七日）

ご出席
ご欠席

貴病院

貴　名

メモ E 雑誌原稿執筆の依頼を受け，出版社の担当者に確認することをあげなさい。

2 インバスケット（2） 院長秘書

5月26日（水）　午前8時20分

　東京国際記念病院 循環器内科院長秘書の山本瞳は，多忙な院長を少しでも効率よく補佐したいと努めている。今日はどのような指示がバスケットに入っているだろうか。

メモA

本日の病院経営会議の開催時間を 15：00 から 16：00 に変更したいので，関係者に連絡してほしい

メモB

来客の予定時間に，事務長と別件について，至急の打ち合わせに入ることになった

メモC

太田製薬会社の MR に面談予約を入れてほしい

メモD

関連病院院長の還暦のお祝状を作成してほしい

メモE

医師会へ提出する書類が遅れたことを電話連絡してほしい

◆院長秘書（山本　瞳）の優先順位表

メ　モ	順　位	理　由
A		
B		
C		
D		
E		

◆演習ノート

病院経営会議開催時間の変更を，関係者にＥメールで連絡しなさい。

来客の予定時間に，事務長と別件の至急の打ち合わせに入ったことについて，来客にどのように応対するとよいか。

MS：_____

_____

_____

_____

_____

太田製薬会社のＭＲに面談予約を入れなさい。

MS：_____

_____

_____

_____

_____

メモ **D** 　関連病院院長の還暦のお祝状を作成しなさい。

メモ **E** 　医師会へ提出書類が遅れたことを電話連絡しなさい。

MS：＿＿＿＿＿＿＿＿＿＿＿＿＿＿＿＿＿＿＿＿＿＿＿＿＿＿＿

＿＿＿＿＿＿＿＿＿＿＿＿＿＿＿＿＿＿＿＿＿＿＿＿＿＿＿＿＿

＿＿＿＿＿＿＿＿＿＿＿＿＿＿＿＿＿＿＿＿＿＿＿＿＿＿＿＿＿

＿＿＿＿＿＿＿＿＿＿＿＿＿＿＿＿＿＿＿＿＿＿＿＿＿＿＿＿＿

＿＿＿＿＿＿＿＿＿＿＿＿＿＿＿＿＿＿＿＿＿＿＿＿＿＿＿＿＿

③ インバスケット（3）医局秘書①

7月27日（火）午前8時30分

医局秘書は，複数の医師等から同時に仕事を頼まれることが多い。日本記念医科大学第三内科医局秘書の宮崎咲は，今日はどこからどのような仕事がくるのかと思いながら，バスケットを確認した。

メモA

内科受付から：診察開始前に，太田将さんのカルテを医局内で探してほしい

メモB

阿部医師から：先日ニュースになった医療訴訟の記事を収集してほしい

メモC

井上医師から：302号室の竹沢さんの家族に，至急面談のアポイントメントを取ってほしい

メモD

野田先生から：第一内科の武田先生に，本日午後の打ち合わせの時間変更を依頼してほしい

メモE

医局長から：今月の購入図書費の書類を総務課に提出してほしい

◆医局秘書（宮崎　咲）の優先順位表

メモ	順位	理由
A		
B		
C		
D		
E		

◆演習ノート

メモ A 患者のカルテを医局内で探すことについて，受付係に確認することをあげなさい。

メモ B 医療訴訟記事の収集について，医師に確認することをあげなさい。

メモ C 入院患者の家族に至急面談のアポイントメントを取る電話をかけなさい。

MS：_____

_____

_____

_____

_____

メモ D 第一内科の武田先生に，打ち合わせの時間変更を依頼しなさい。

MS：_____

_____

_____

_____

_____

メモ E 今月の購入図書費の書類を総務課に提出する際の留意点をあげなさい。

4 インバスケット（4）医局秘書②

9月7日（火）　午前9時30分

　医局秘書は，直接患者と接することは少ないが，院内のみならず，院外の人の応対や連絡の業務がある。国際総合病院 外科医局秘書の中村香澄は，バスケットから院内外の指示・依頼を取り出した。

メモA

鈴木医師から：投稿論文を至急学会事務局へ郵送してほしい

メモB

医局長から：本日の医局会議の資料作成と準備をしてほしい

メモC

医局員へ：今月の医局費納入の依頼メール

メモD

上野医師へ：医療機器会社から面談の依頼を伝言，日程調整

メモE

加納医師から：同期の医師が開業したので，お祝いの花を贈ってほしい

◆医局秘書（中村香澄）の優先順位表

メ モ	順 位	理 由
A		
B		
C		
D		
E		

◆演習ノート

メモA 投稿論文を送るにあたって，どのような郵送方法が適しているかを考えなさい。

メモB 本日の医局会議の準備は，どういったことがあるか，あげなさい。

メモ C　今月の医局費納入の依頼をEメールでしなさい。

メモ D　上野医師へ，医療機器会社から面談の依頼を受けたことを報告し，日程を調整
しなさい。

MS：_____

_____

_____

_____

_____

メモ E　加納医師の同期の医師が開業したお祝いの花を贈るにあたり，加納医師に確認
することをあげなさい。

5 インバスケット（5）病棟クラーク

5月14日（金）午前10時
　病棟クラークの滝沢ゆり子は，6階の内科・消化器科の混合病棟の担当である。本日もいつものようにバスケットの中には多くの指示が入っていた。指示内容を確認し，優先順位を考え業務にとりかかった。

メモA

内科の林先生から：601号室の藤原キヨさんが腰痛を訴えている

メモB

消化器科の増子先生から：603号室の橋爪さんの家族に，至急検査結果を連絡したい

メモC

看護師長から：615号室の大矢さんが，明日土曜日に一泊二日の外泊がしたいと希望。担当医に確認する

メモD

内科の林先生から：個室の舟橋さん，至急MRI検査（頭部）の撮影

メモE

看護師長から：618号室の山崎さんに，明日15日午前10時に大腸検査の予定であることを知らせておく

◆病棟クラーク（滝沢ゆり子）の優先順位表

メ　モ	順　位	理　由
A		
B		
C		
D		
E		

◆演習ノート

メモA 他科への診察依頼書を作成しなさい。

月　　　日

＿＿＿＿＿＿＿科御中

依頼者名＿＿＿＿＿＿＿＿＿

診察依頼書

午前・午後　　　時　　　分

用件＿＿＿＿＿＿＿＿＿＿＿＿＿＿＿＿＿＿＿＿＿＿

＿＿＿＿＿＿＿＿＿＿＿＿＿＿＿＿＿＿＿＿＿

＿＿＿＿＿＿＿＿＿＿＿＿＿＿＿＿＿＿＿＿＿

＿＿＿＿＿＿＿＿＿＿＿＿＿＿＿＿＿＿＿＿＿

担当＿＿＿＿＿＿＿＿＿＿

メモ B 患者の家族へ，至急検査結果を報告するために，電話の取りつぎをしなさい。

MS：_____

_____

_____

_____

_____

メモ C 患者の外泊について，担当医にEメールで確認しなさい。

メモ D 検査室へ，至急MRI検査の依頼の電話をしなさい。

MS：_____

_____

_____

_____

_____

メモ E 患者に知らせておくべき，大腸検査前の注意点をあげなさい。

6 インバスケット（6）庶務課の医療秘書

6月17日（木）　午前9時
　庶務課医療秘書の橋本恵美子は，いつものようにバスケットの中を確認した。以下の内容の指示が出されていた。

メモA

6月19日（土）　栄養士（栄養指導）事例検討会（午後3時より参加者4名），カンファレンス室の予約，ホワイトボード使用の手配をする

メモB

庶務課主任が保管している秘文書を，早急に重松杉並研究所へ発送する

メモC

庶務課長から：KMB大学へ実習生の受け入れの同意書を作成する（実施予定日は，7月1日から2週間）

メモD

7月22日　開院記念日休診，外来に掲示するお知らせを作成する

メモE

7月23日　形成外科診療部長主催の親睦会（参加者8名），午後7時より料亭長谷川個室での会食の予約をする

◆庶務課医療秘書（橋本恵美子）の優先順位表

メ　モ	順　位	理　由
A		
B		
C		
D		
E		

◆演習ノート

メモ A　施設課へ電話で，カンファレンス室の予約とホワイトボード使用の手配をしなさい。

MS：_____

_____

_____

_____

_____

メモ B　院外への秘文書発送の注意点をあげなさい。

メモ C KMB 大学へ実習生受け入れの同意書を作成しなさい。

KMB 大学様

実習生受け入れについて（同意書）

記

備考　人　　員　5名
　　　実習期間　7月1日〜7月14日
　　　勤務時間　午前8時30分〜午後5時30分　休憩1時間

メモ D 外来掲示用の文書を作成しなさい。

年　月　日

お知らせ

_____

_____

_____

_____

_____

メモ E 親睦会の予約の電話をしなさい。

ＭＳ：_____

_____

長谷川：はい，料亭長谷川でございます。いつも，ありがとうございます。

ＭＳ：_____

_____

長谷川：7月23日金曜日，午後7時から8名様個室で承りました。

ＭＳ：_____

_____

_____

長谷川：いつも，ありがとうございます。それでは，お待ち申し上げております。

ＭＳ：_____

_____

7 文書の作成：診療情報提供書

　　診療情報提供書は，現在の担当医師から紹介先の医師へ患者を紹介するための文書である。診療情報提供書の形式や記入の仕方は，医療機関により異なることもある。各医療機関の形式に従い作成しなければならないが，どの医療機関でも共通して必要な情報がある。

◆診療情報提供書に共通の内容

　　①作成した日付

　　②紹介先の医療機関名，担当科と医師名

　　③紹介元の情報：医療機関名，所在地，連絡先（電話番号），担当科および担当医名

　　④患者氏名，住所，生年月日，性別，職業等

　　⑤紹介目的

　　⑥主訴および現病名

　　⑦既往歴および家族歴

　　⑧治療経過および検査内容・データ等

　　⑨処方内容

　　⑩患者に関する留意事項

　　⑪添付資料

　　⑫備　考

◆演習ノート

以下の内容で，診療情報提供書を書きなさい。

- **作 成 日** 令和3年3月12日
- **紹 介 先** 平成医科大学病院　消化器内科　千葉健太郎医師
- **紹 介 元** 久我山第二病院　林雅子医師　東京都○○区○○1－2－3
  電話03 － 1234 －××××
- **患者氏名，住所，職業** 鈴木数子（すずきかずこ）　東京都△△区△△1－2　A－801
  電話03 － 5555 －××××　会社員
- **患者生年月日，性別** 昭和40年10月28日　女性
- **主　　訴** 急性胃腸炎（下痢，嘔吐，現時点でも下痢は止まらない）
  夕食（牛肉をレアで食べた）後，5時間して激しい下痢と嘔吐のため
  緊急来院してきた。
- **既 往 歴** 大腸ポリープ摘出（令和2年2月），子宮筋腫（経過観察中）
- **治療経過と検査結果** X線検査，ECG，CRP，その他（別紙）
  点滴：ソルデム3AG輸液500mL，ラクテック注500mL，メトクロ
  プラミド注10mg「テバ」0.5% 2mL，ブスコパン注20mL　2% 1mL
- **処　　方** 内服：ファモチジンD錠20mg「EMEC」，ミヤBM錠
- **注意事項** アレルギー反応有：アベロックス，アレジオン，ローヤルゼリー，小豆
- **添付資料** 血液検査結果，X線検査（フィルム），ECG（データ）

診療情報提供書

年　　月　　日

医療機関名　　　　　　　　　　　　　　科　　　　　　　先生

医療機関名　_____
所 在 地　_____
電話番号　_____
医師氏名　_____

下記の患者を紹介申し上げます。御高診の程よろしくお願い致します。

フリガナ			
患者氏名		職　　業	
住　　所		電話番号	
生年月日	明・大・昭・平・令　　年　　月　　日		男　・　女
紹介目的			
主訴 および現病名			
既往歴 および家族歴			
治療経過 および検査成績			
現在の処方			
患者に関する 注意事項			
添付資料			
備　　考			

索　　　引

〔執筆者および分担〕（執筆順）

寺田智昭　　筑波研究学園専門学校　医療情報学科
（第1章，第4章4）

大塚　映　　湘北短期大学（第2章，第3章，第6章1・2-1～4）

森合恵子　　国際ビジネス公務員大学校，
国際医療看護福祉大学校（第4章1～3，第5章，第6章2-5～7）

新 医療秘書実務シリーズ　1

三訂 医 療 秘 書

2012年（平成24年）2月20日	初版発行～第6刷
2017年（平成29年）10月30日	改訂版発行～第4刷
2021年（令和3年）10月15日	三訂版発行

編　者　　医療秘書教育全国協議会
寺　田　智　昭
著　者　　大　塚　　　映
森　合　恵　子
発行者　　筑　紫　和　男
発行所　　株式会社 建 帛 社
KENPAKUSHA

〒 112-0011　東京都文京区千石4丁目2番15号
TEL　（03）3944-2611
FAX　（03）3946-4377
https://www.kenpakusha.co.jp/